インパクトの高い インプラント
100 論文 & 80 症例

世界の最新64種類メンブレン情報付き

一般社団法人日本インプラント臨床研究会 編

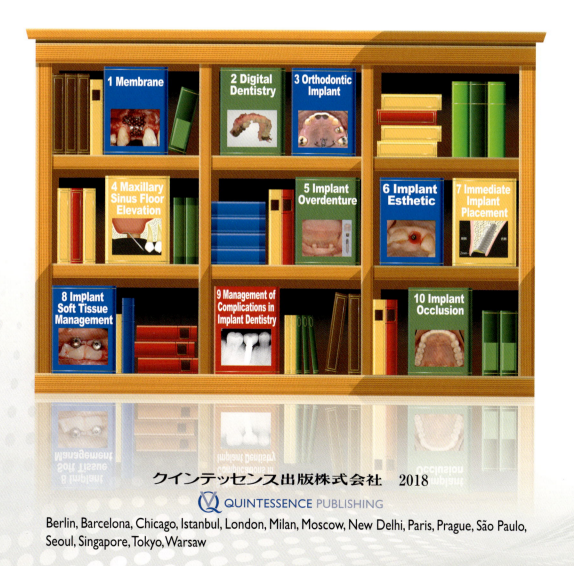

クインテッセンス出版株式会社　2018

QUINTESSENCE PUBLISHING

Berlin, Barcelona, Chicago, Istanbul, London, Milan, Moscow, New Delhi, Paris, Prague, São Paulo, Seoul, Singapore, Tokyo, Warsaw

序文

　超高齢社会のフロントランナーであるわが国において、口腔の健康が全身の健康と相関関係にあることが科学的に証明され、健康長寿に直接つながることが認識されてきております。このような中、喪失した歯の機能を取り戻し、咀嚼回復、審美回復できるなど、さまざまな改善ができるインプラント治療は、欠損のある患者さんにとって福音の治療といえるでしょう。

　当会、日本インプラント臨床研究会（CISJ: Clinical Implant Society of Japan）は 1974 年に創立され、現在では会員が 500 名近くおります。そして、100 名以上もの日本口腔インプラント学会専門医が所属している日本を代表するインプラント研究会の 1 つとして、日本のインプラント治療の発展に寄与できるよう研鑽を積んでおります。当会では、インプラント治療の信頼性を確実にし、正しいインプラント治療を広く普及するためにはエビデンスが重要という考えのもと、インプラント治療をエビデンスをもとに追求した書籍「インプラントのための重要 12 キーワード　ベスト 240 論文　—世界のインパクトファクターを決めるトムソン・ロイター社が選出—」を数年前に発刊し、インプラント書籍のベストセラーになっています。加えて、臨床にエビデンスを具体的に生かせるように、インプラント臨床での疑問や困ったこと（CQ: Clinical Question）を募り、それにエビデンスで答えるという書籍「ザ・クリニカルクエスチョン　—臨床家が知りたい「あの」インプラントの疑問に論文と経験で答える　インプラントロジスト 248 名のアンケート調査結果から見えるもの—」をこの 6 月に発刊し好評を得ております。

　本書は、これらをベースに、実際の 80 症例をもとに編集されており、臨床項目を 10 キーワードに分けて掲載しております。症例は見やすいように 1 症例を 1 ページに端的にまとめ、さらにその症例にもっとも関係する論文も載せています（タイトルの下に掲載）。そして、10 キーワードそれぞれにインパクトが高く臨床に即した論文を世界水準の検索システムでベスト 10 論文を抽出し、加えて、その中で臨床家に特に役立つと考えられる 3 論文を翻訳しております。80 症例については、あえてベテランのインプラントロジストだけでなく、インプラント治療を始めて間もない先生の症例も採用しています。実力こそ差はあるものの、各先生が臨床の中で患者さんと向き合い誠心誠意手がけた症例です。まさにインプラントを取り入れている臨床家の誰もがすぐにでも役に立てられる構成となっています。そして巻頭には当会サイエンス委員会委員長がまとめられた「世界の最新 64 種類メンブレン情報」が掲載されております。合わせてご活用いただければ幸いです。

　本書が良好なインプラント治療の提供に役立ち、ひいては健康長寿につながり患者さんに恩恵をもたらす一助となれば幸いと考えております。末筆となりましたが、本書の出版の機会と多大なる協力をいただきましたクインテッセンス出版の取締役編集長・山形篤史氏、第一書籍編集部・木村一輝氏に深く感謝いたします。

2018 年 6 月吉日

公益社団法人日本口腔インプラント学会 指定研修施設
一般社団法人日本インプラント臨床研究会 会長
田中譲治

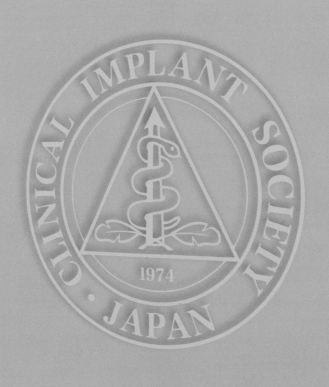

公益社団法人日本口腔インプラント学会指定研修施設
一般社団法人日本インプラント臨床研究会（CISJ：Clinical Implant Society of Japan）
1974年に創立されたもっとも歴史のあるインプラントの研究会の1つです。学会も含め積極的に活動しており、現在、会員は全国で500名近く、12名が公益社団法人日本口腔インプラント学会指導医、100名以上が専門医を取得しているなど、真の実力あるインプラントロジストになるために日々研鑽を積んでいます。
（ホームページ http://www.cisj.org/）

Contents

巻頭特別企画
メンブレン 2018
世界の最新 64 種類メンブレン情報
岩野義弘　　13

1章 Membrane
メンブレン　22

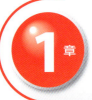
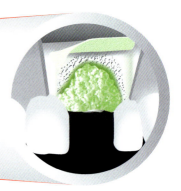

- **Abstract-1** 審美領域における単根歯の抜歯後にGBR法を併用した早期インプラント埋入：45名の被験者に対する2〜4年経過観察を行った後ろ向き横断研究　23
- **Abstract-2** 自家骨と無機ウシ骨およびチタンメッシュを用いた歯槽堤増大術：2年の前向き研究　24
- **Abstract-3** 自家骨と無機ウシ骨ミネラルおよびコラーゲンメンブレンを併用した水平的歯槽堤増大術：25名の前向き症例報告　25
- ❶ チタンメッシュを用い骨再生の場を確保した症例　岡昌由記　26
- ❷ 上顎側切歯欠損部をチタンメッシュでGBRし、その後インプラント埋入した症例　金　東淳　27
- ❸ チタンメッシュを用いて骨造成を行った症例　木村茂夫　28
- ❹ GBRによりインプラント埋入を行った症例　南光　勉　29
- ❺ 上顎前歯抜歯後即時インプラント埋入で早期脱落した後のGBRによるリカバリー症例　平野博之　30
- ❻ 外圧遮断とGBR法を併用し上顎前歯部にインプラント手術を行った症例　藤田陽一　31

2章 Digital Dentistry
デジタルデンティストリー　32

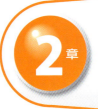
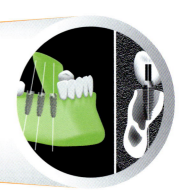

Contents

Abstract-1	インプラント支持型モノリシックシングルクラウンのデジタル製作過程のすべて		33
Abstract-2	歯科インプラントに対してポリエーテル印象材を用いたアナログインプラント印象と口腔内スキャンによるデジタル印象を行った際の患者の好み		34
Abstract-3	歯科インプラントの治療計画、治療、加工工程、結果評価におけるデジタル技術の応用について。概要と統一見解。第4回 EAO 会議（2015）		35
⑦	ガイドシステムを用いてインプラント治療を行った症例	青栁恵子	36
⑧	デジタルアバットメントのメリットを享受した症例	新井康之	37
⑨	Guided Surgery system；NobelGuide® and Straumann® Guide	砂盃 清	38
⑩	下顎大臼歯中間欠損に対しサージカルテンプレートを併用してインプラント埋入した症例	岩井 聡	39
⑪	サージカルテンプレートを使用することにより患者のインプラント手術への不安を軽減した症例	江田政嗣	40
⑫	口腔内スキャナーの精度	木村健二	41
⑬	コンピュータガイデッドサージェリーを使用した上顎ボーンアンカードブリッジ症例	斎藤昌司	42
⑭	歯間狭小部位にガイデッドサージェリーにより埋入を行った症例	佐藤文明	43
⑮	上顎臼歯部にストローマンガイド・システムを用いた症例	塩澤彰久	44
⑯	コンピュータガイドを用いたインプラント症例	田中洋一	45
⑰	左下大臼歯に CEREC Guide 2 を使って OsseoSpeed™ TX Profile を埋入した症例	松浦宏彰	46
⑱	IOS を使用し ONE ABUTMENT ONE TIME CONCEPT で行った症例	若井広明	47

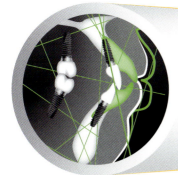

Orthodontic Implant
矯正用インプラント 48
3章

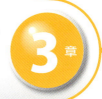

Abstract-1	矯正用固定源装置の生存率と失敗率：システマティックレビュー	49
Abstract-2	矯正用ミニスクリューインプラントの失敗率と関連するリスクファクター：メタ分析	50
Abstract-3	矯正用固定源としてのミニスクリュー挿入時の歯根接触は失敗率を高める：動物実験のデータより	51
⑲	インプラントをアンカーとして転移した大臼歯・小臼歯を矯正移動した症例	井汲憲治	52
⑳	挺出歯によるクリアランス不足に対しインプラント治療を行った症例	伊藤嘉信	53
㉑	矯正用アンカースクリューを用いた LOT とインプラントによる咬合再構成	岡田 淳	54
㉒	インプラント埋入処置後の歯肉、骨吸収を補綴処置対応した症例	黒岩敏彦	55
㉓	広汎型中等度慢性歯周炎患者に対する咬合再構成症例	藤原康則	56
㉔	Ⅲ級ハイアングル症例に対し、矯正とインプラントにより咬合回復を行った症例	古市嘉秀	57

Contents

㉕ 重度歯周病が原因で生じた咬合崩壊をインプラントと矯正治療を用いて再建した症例　　松井　力　58
㉖ インプラントと矯正により咬合再構成をした症例　　松田一弘　59

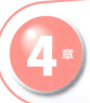

4章 Maxillary Sinus Floor Elevation
上顎洞底挙上術　60

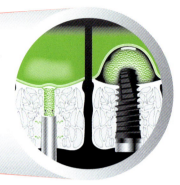

Abstract-1　上顎洞底挙上術を行った部位へ埋入したインプラントの生存率に関する喫煙の影響：システマティックレビュー　61
Abstract-2　オステオトームを用いた上顎洞底挙上術への骨移植術併用の有無：3年のランダム化比較臨床試験　62
Abstract-3　ミニブタにおけるBio-Ossと自家骨の異なる比率での上顎洞底挙上術後の骨とインプラントの接触状態　63

㉗ 水圧を利用したソケットリフト法によるインプラント治療症例　　宇田川宏孝　64
㉘ ソケットリフト症例に対してサージカルテンプレートを用いて治療を行った症例　　尾﨑哲英　65
㉙ 歯槽頂アプローチによるサイナスリフト症例　　柏原　毅　66
㉚ 上顎左右臼歯部にサイナスリフト後インプラント治療を行った症例　　成瀬啓一　67
㉛ クレスタルアプローチにおける手術中のリカバリー　　水口稔之　68
㉜ 2歯連続欠損部にソケットリフトを併用したインプラント埋入症例　　吉村慎一朗　69

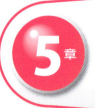

5章 Implant Overdenture
インプラントオーバーデンチャー　70

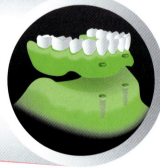

Abstract-1　10年のフォローアップ期間における無歯顎患者へのインプラント支持型下顎オーバーデンチャーのインプラント周囲粘膜炎とインプラント周囲炎の発症率　71
Abstract-2　下顎インプラントオーバーデンチャーにロケーターアタッチメントを適応した即時および待時荷重インプラント周囲の骨吸収：1年のランダム化比較試験　72
Abstract-3　下顎無歯顎へのインプラントオーバーデンチャーを支持する前歯部領域へのインプラント埋入を計画する際の従来のX線撮影法と断層像について：システマティックレビュー　73

㉝ 下顎無歯顎にナローインプラントを使用したオーバーデンチャー症例　　池田岳史　74
㉞ インプラントを用いたオーバーデンチャーで咬合回復を行った症例の長期経過　　迫田竜二　75

Contents

- ㉟ 3Dプリンターによる義歯製作の検討　　田中譲治　76
- ㊱ 磁性アタッチメントを用いたインプラントオーバーデンチャーにて咬合回復を行った症例　行方隆博　77
- ㊲ ロケーターアバットメントを用いて機能回復をした症例　矢田孔太朗　78
- ㊳ 歯周組織再生療法とインプラント治療で欠損拡大の予防をした症例　若松義昌　79

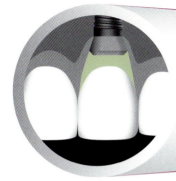

Implant Esthetic
インプラント審美　80
6章

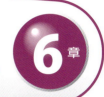

- Abstract-1　審美領域への抜歯後フラップレスインプラント埋入：パート1．唇-口蓋側方向の歯槽堤の変化に及ぼす骨移植やプロビジョナルレストレーションの影響について―後ろ向きコホート研究　81
- Abstract-2　審美領域への即時インプラント埋入：システマティックレビューおよびプール解析　82
- Abstract-3　審美領域への単独即時インプラント埋入およびプロビジョナルレストレーション製作後の唇側歯肉レベルに及ぼす結合組織移植の影響：1年のランダム化前向き比較試験　83
- ㊴ 上顎前歯部複数歯欠損のインプラント治療の臨床的検討　菅野岳志　84
- ㊵ 上顎前歯部における硬・軟組織マネージメントを併用しインプラント治療を行った症例　齋藤琢也　85
- ㊶ 前歯部に陽極酸化処理アバットメントを使用した症例　笹谷和伸　86
- ㊷ 審美領域においてインプラント治療を行った症例　半澤昌也　87
- ㊸ 抜歯後即時インプラント埋入とオベイトポンティックにより審美的回復した症例　福留淳一　88
- ㊹ 審美領域における形態の考察　藤江匠摩　89

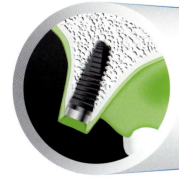

Immediate Implant Placement
抜歯後即時インプラント埋入　90
7章

- Abstract-1　上顎前歯部への即時および早期インプラント埋入後の審美的問題について―システマティックレビュー　91
- Abstract-2　抜歯後のインプラント埋入時期について：即時、早期それとも待時か？コクランシステマティックレビュー　92
- Abstract-3　上顎前歯部インプラントにおける術後の唇側骨の厚みについて歯科用コーンビームCTを用いた分析：即時および待時インプラントの比較　93

Contents

(45) 歯根破折を生じた上顎側切歯に抜歯後即時インプラント埋入を行った症例　青柳　潔　94

(46) 上顎前歯部に抜歯後即時インプラント埋入を行った症例　片寄信子　95

(47) 歯根破折した上顎前歯部に抜歯後即時インプラント埋入を行った症例　萱原直樹　96

(48) 上顎前歯部に抜歯後即時インプラント埋入を行った症例　佐藤浩史　97

8章 *Implant Soft Tissue Management*

軟組織マネージメント　98

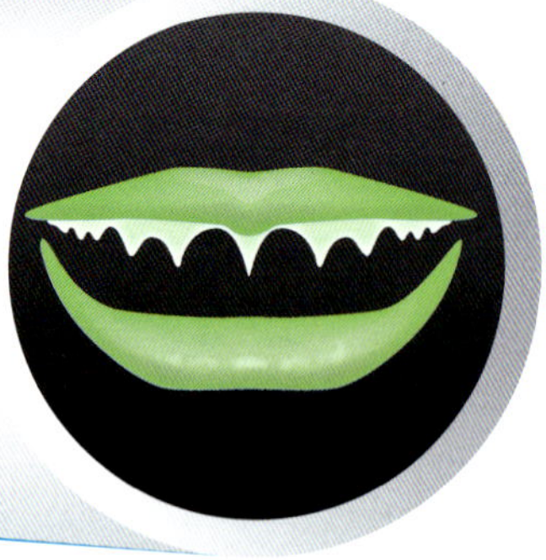

Abstract-1 インプラント部位における軟組織マネージメント　99

Abstract-2 歯科インプラントに関する軟組織マネージメント：もっとも効果的な手法は何か？ コクランシステマティックレビュー　100

Abstract-3 口腔インプラントにおける軟組織マネージメント：インプラント周囲軟組織の審美性と機能性を形作るための外科的テクニックのレビュー　101

(49) 上顎前歯部に抜歯後即時インプラント埋入を行い硬・軟組織造成を応用し咬合機能を回復した症例　芦澤　仁　102

(50) インプラント周囲組織に対する遊離歯肉移植術　伊藤準之助　103

(51) 歯周組織再生療法後のGBR、FGGをともなうインプラント症例　岩野義弘　104

(52) マイクロスコープ下で前歯部に歯周形成外科を行った症例　神田　浩　105

9章 *Management of Complications in Implant Dentistry*

インプラント合併症　106

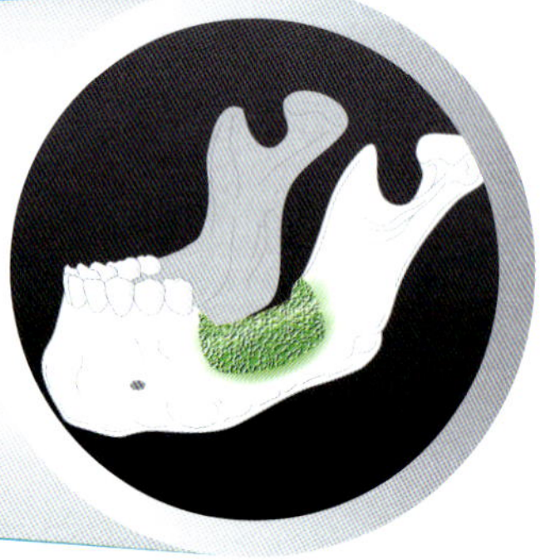

Abstract-1 副鼻腔内への口腔インプラント脱落後の合併症のマネージメント：多施設臨床研究と治療プロトコールの提案　107

Abstract-2 インプラント前処置を目的とした自家骨を用いたオンレーグラフトによる顎骨再建術の失敗について：合併症の発症率、予防法、マネージメント　108

Abstract-3 生物学的および技術的なインプラント合併症の予防とマネージメントに関するコンセンサスステートメントと臨床上推奨されること　109

(53) インプラント周囲炎における対応　浅賀勝寛　110

(54) インプラント周囲炎治療に顕微鏡を使用した症例　甘利佳之　111

(55) 上顎洞粘膜パーフォレーション後に縫合しリカバリーした症例　金子泰英　112

(56) インプラント周囲炎に対して外科処置で対応した症例　本荘真也　113

Contents

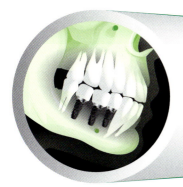
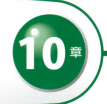

Implant Occlusion
インプラント咬合 ▶114

10章

Abstract-1	可撤性補綴装置と歯科インプラントに関する根拠に基づく考察：文献レビュー		115
Abstract-2	歯科インプラントにおける咬合：補綴の決定要素と現在のコンセプトに関するレビュー		116
Abstract-3	口腔インプラントに関する咬合：現在の臨床ガイドライン		117
57	術後10年経過した凍結保存歯の移植症例	井山禎之	118
58	多数歯欠損をインプラントで咬合回復した症例	岩本麻也	119
59	インプラントを用いて咬合を回復した症例	上原久晴	120
60	下顎多数歯欠損にインプラントを応用し咬合再構築を行った症例	小野喜徳	121
61	咬合再構成の難症例とは？	甲斐智之	122
62	左下臼歯部にインプラント埋入を行った症例	北山 徹	123
63	下顎左側臼歯部中間欠損にインプラント治療を行った症例	須賀友哉	124
64	下顎小臼歯欠損に対してインプラントを埋入した症例	杉浦健純	125
65	上顎側切歯部の狭小な顎堤にインプラント治療を行った症例	鈴木郁夫	126
66	学会認定研修施設におけるインプラント専門歯科衛生士取得へのプログラムと新たな試み	鈴木佐栄子	127
67	咬合高径の低下をともなう臼歯部欠損症例	武田聡史	128
68	下顎左側遊離端欠損にインプラント治療を行った症例	谷 健太	129
69	インプラントを用いて咬合再構成を行った症例	田原秀起	130
70	すれ違い咬合一歩手前の症例に対するインプラント治療後8年経過した症例	冨山雅史	131
71	矯正治療後にインプラントを行った症例	中川威彦	132
72	ISUS（現：ATLANTIS™ スープラストラクチャー）を用いたインプラント上部構造とその考察	中原達郎	133
73	顎位の診査にゴシックアーチトレーサーを用いた症例	中原幹雄	134
74	上顎中間欠損と下顎大臼歯部欠損にインプラント治療を行った2症例	西原秀幸	135
75	下顎大臼歯欠損部にショートインプラントを用いた症例	藤本俊輝	136
76	下顎右側臼歯部にインプラント治療を行った症例	松村正啓	137
77	外傷により欠損した下顎中切歯部にインプラント治療を行った症例	三堀陽介	138
78	下顎右側臼歯部にインプラント治療を行った症例	宮内貴弘	139
79	下顎第一大臼歯に抜歯後即時インプラント埋入を行った症例	宮尾昌祥	140
80	ブラキシズムを考慮して下顎臼歯部にインプラント治療を行った症例	山本聖子	141

本書の読み方

本書の読み方

　本書では、インプラント症例をメンブレン／デジタルデンティストリー／矯正用インプラント／上顎洞底挙上術／インプラントオーバーデンチャー／インプラント審美／抜歯後即時インプラント埋入／軟組織マネジメント／インプラント合併症／インプラント咬合の10章に分類し、日本インプラント臨床研究会会員による80症例を、先述の分類ごとに掲載した。各症例では参考文献を示すとともに、症例の概要および処置内容とその根拠、症例写真を掲載し、1症例1ページにまとめた。

　加えて、各章について今日の臨床家にとって重要な10論文を「今読むべきインパクトの高い10論文」として掲載した。さらに、各章の10論文の中から、キーワードに照らして臨床における関連性・重要性・有益性の高い3論文についての翻訳抄録を掲載している。

　いずれも、詳細については以下の図を参照されたい。

論文ページの読み方

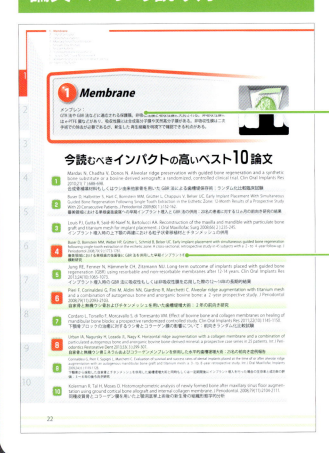

概説
見出し部分では、各章テーマの概説を示す。

重要論文
背景色が緑となっている論文は、本書に抄録の翻訳が掲載されている論文である。

本書の読み方

症例ページの読み方

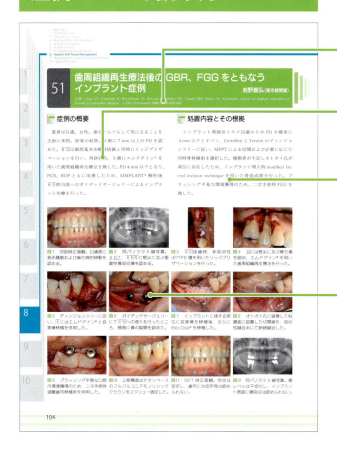

参考文献
該当症例に関して、筆者が参考とした文献。

症例の概要
初診時の患者の状態や口腔内の状態、処置の全体像を記した。

処置内容とその根拠
実際の処置で、筆者がどのような対応を取ったかを記した。

症例写真
本症例の症例写真および関連画像と筆者による解説。

関連書籍

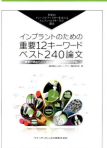

インプラントのための重要12キーワード
ベスト240論文
世界のインパクトファクターを決める
トムソン・ロイター社が選出

一般社団法人日本インプラント臨床研究会：編
A4判変型　160ページ
モリタ商品コード：208050602

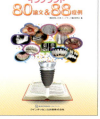

今読むべきインパクトの高い
インプラント80論文＆88症例

一般社団法人日本インプラント臨床研究会：編
A4判変型　144ページ
モリタ商品コード：208050786

文献と臨床のインプラントサイエンス
今読むべきインパクトの高い
70論文＆77症例

一般社団法人日本インプラント臨床研究会：編
A4判変型　128ページ
モリタ商品コード：208050724

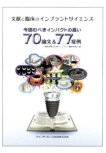

ザ・クリニカルクエスチョン
臨床家が知りたい「あの」インプラントの疑問に論文と経験で答える
インプラントロジスト248名のアンケート調査結果から見えるもの

田中譲治、岩野義弘：監著
芦澤　仁、熱田　亙、井汲憲治、佐藤博俊、塩田　真、武田朋子、水口稔之、若井広明：著
A4判変型　176ページ
モリタ商品コード：208040118

執筆者一覧 （五十音順、敬称略）

A	青柳　潔 神奈川県	青栁恵子 長野県	浅香勝寛 埼玉県	芦澤　仁 東京都	甘利佳之 東京都	新井康之 東京都	井汲憲治 群馬県
池田岳史 長野県	砂盃　清 群馬県	伊藤準之助 東京都	伊藤嘉信 愛知県	井山禎之 広島県	岩井　聡 神奈川県	岩野義弘 東京都	岩本麻也 静岡県
上原久晴 京都府	宇田川宏孝 東京都	江田政嗣 東京都	岡田　淳 栃木県	岡　真由記 東京都	尾﨑哲英 東京都	小野喜徳 長野県	K
甲斐智之 兵庫県・大阪府	柏原　毅 東京都	片寄信子 神奈川県	金子泰英 栃木県	萱原直樹 滋賀県	神田　浩 徳島県	菅野岳志 千葉県	北山　徹 東京都
金　東淳 東京都	木村健二 千葉県	木村茂夫 長野県	黒岩敏彦 滋賀県	S	斎藤昌司 徳島県	齋藤琢也 群馬県	迫田竜二 大分県
笹谷和伸 栃木県	佐藤浩史 東京都	佐藤文明 東京都	塩澤彰久 群馬県	須賀友哉 東京都	杉浦健純 千葉県	鈴木郁夫 神奈川県	鈴木佐栄子 神奈川県
T	武田聡史 香川県	田中譲治 千葉県	田中洋一 神奈川県	谷　健太 香川県	田原秀起 兵庫県	冨山 雅史 東京都	N
中川威彦 東京都	中原達郎 千葉県	中原幹雄 愛知県	行方隆博 東京都	成瀬啓一 山形県	南光　勉 滋賀県	西原秀幸 群馬県	H
半澤昌也 滋賀県	平野博之 千葉県	福留淳一 東京都	藤江匠摩 滋賀県	藤田陽一 神奈川県	藤本俊輝 千葉県	藤原康則 京都府	古市嘉秀 滋賀県・三重県・ 京都府
本荘真也 埼玉県	M	松井　力 長野県	松浦宏彰 東京都	松田一弘 三重県	松村正啓 京都府	水口稔之 東京都	三堀陽介 神奈川県
宮内貴弘 東京都	宮尾昌祥 神奈川県	Y	矢田孔太朗 滋賀県	山本聖子 群馬県	吉村慎一朗 神奈川県	W	若井広明 東京都
若松義昌 茨城県							

翻訳者一覧 （五十音順、敬称略）

岩野義弘	東京都開業	髙山忠裕	日本大学

巻頭特別企画

メンブレン2018

世界の最新64種類
メンブレン情報

岩野義弘

日本インプラント臨床研究会・特別研修会委員長、サイエンス委員会委員長

巻頭特別企画　メンブレン2018

はじめに

　歯を喪失すると、それにともなう束状骨の吸収が顎堤の吸収を引き起こす[1]。その喪失率は、水平的には約20〜40%、垂直的には約60%と報告されており[2]、欧米人と比べて唇頬側歯槽骨の薄い我々日本人では[3]、さらに大きな吸収が引き起こされることが想定される。そのような条件下でインプラント治療を行う場合、喪失した顎堤の幅や高さを増大するための骨造成が必要となる。

　顎堤を増大するためのさまざまな外科手技は1980年代より開発されてきたが、GBR: Guided Bone Regeneration（骨再生誘導）法の登場は、その成功率の高さと適応症の広さから、インプラント治療の適応の幅を大きく拡大した。1982年Nymanらは、遮断膜を骨欠損周囲に設置し、上皮や結合組織の骨欠損内への侵入を防止するとともに、歯根膜由来細胞を選択的に欠損部周囲へ誘導することにより歯周組織の再生を図る術式として、GTR: Guided Tissue Regeneration（組織再生誘導）法を臨床報告した[4]。それを基に、彼らはGTR法の概念を骨のみに応用した、臨床上極めて重要な骨造成法としてGBR法を考案し、ラットやサルを用いた動物実験[5]、次いで1990年には臨床報告[6]を世界に先駆けて行った。

　GBR法はGTR法と異なり、再生のターゲットとする組織が骨のみであるため、比較的容易に遮断膜による軟組織の排除とスペースメイキングを行い得る（無論適切な粘膜の減張による外圧の排除が前提であるが）。遮断膜としては、最初のGTR法論文には、非吸収性膜である、セルロースアセテートおよびニトロセルロースの混合物から成るミリポアフィルターが用いられていたが、GBR法ではその後のGTR法発展とともに広く応用されるようになったフッ素樹脂であり、テトラフルオロエチレンの重合体である多孔質ポリテトラフルオロエチレン（ePTFE: expanded polytetrafluoroethylene）膜が用いられ、GBR法に用いる遮断膜のゴールドスタンダードとなった。ePTFE膜以外にも吸収性膜等が臨床応用されてきたが、2012年、ePTFE膜がGore-Tex社より販売終了されてから、種々の遮断膜、あるいはチタンメッシュ等が広く臨床応用されるようになってきている。そこで本稿では、現在本邦の歯科領域にて厚生労働省の認可を取得している材料と併せて、未承認材料であっても、臨床医の先生方が積極的に取り入れているものを取り上げ、それらの特徴をまとめ、整理するとともに、臨床応用について考察する。なお、ここでは便宜的にチタンメッシュも非吸収性メンブレンに含めさせていただく。

1　厚生労働省認可材料

1）吸収性メンブレン

（1）ウシ腱由来タイプIコラーゲン

BIOMEND®（図1）

　Zimmer Biomet Dental社が製造、株式会社白鵬が販売する吸収性メンブレンであり、軟組織を排除するとともに、血小板凝集を惹起することによる創傷治癒の促進作用がある。15×20mm、20×30mm、30×40mmの3タイプがあり、吸収期間は8週以内と早いのが特徴である。膜の固定は必要とせず、主に歯周組織再生療法を目的に使用されるため、GBR法に用いる際は吸収期間に留意する必要がある。

（2）ウシ真皮および腱由来タイプIコラーゲン

コーケンティッシュガイド（図2）

　株式会社高研が製造、オリンパス テルモ バイオマテリアル株式会社が販売する吸収性メンブレンであり、ウシ真皮由来アテロコラーゲンとウシ腱由来不活性コラーゲンが9：1の割合で混合された液を凍結乾燥させた後、ジイソシアン酸ヘキサメチレンで化学架橋処理が施されている。BIOMEND®同様、軟組織を排除するとともに、血小板凝集を惹起することによる創傷治癒の促進作用がある。25×40mmの1タイプのみであり、吸収期間は4〜12週である。基本的には膜の設置時同封の吸収性縫合糸で固定して用いる。

（3）ブタ由来タイプIおよびタイプIIIコラーゲン

Bio-Gide®（図3）

　Geistlich社が製造、株式会社デンタリードが販売を行う吸収性メンブレンであり、タイプIおよびタイプIIIコラーゲンによる二層構造により成る。平坦な層では軟組織の排除を行い、多孔性の層では毛細血管の侵入にともなう骨形成および血管形成の促進を行う。13×25mm、25×25mm、30×40mm、40×50mmの4タイプがあり、吸収期間は8〜12週とGBR用のメンブレンとしては早い。Urbanの考案した、本材をチタンピンで固定、その伸展性を利用して自家骨とBio-Oss®を1：1の割合で混

世界の最新64種類メンブレン情報
岩野義弘

和した骨補填材料をぱんぱんに移植するソーセージテクニック[7]は、ラテラルリッジオグメンテーションのみならずバーティカルリッジオグメンテーションにも応用可能であり、現在、臨床の現場で広く用いられている。

(4) 乳酸ポリグリコール酸共重合体
ジーシーメンブレン(図4)

株式会社ジーシーが製造、販売する、完全な人工材料による吸収性メンブレン。15×25mm、25×35mmの2タイプがあり、吸収期間は8〜16週である。厚さが250μmの膜状であり、全面に約20μmの多孔性構造を有する。乳酸グリコール酸共重合体は、加水分解により乳酸とグリコール酸に分解され、クエン酸回路を経由して最終産物である水と二酸化炭素へと分解、排出される。他の吸収性メンブレンと比較して、張りがあるのが特徴である。

2) 非吸収性メンブレン
(1) チタンメッシュ
① Jeli Ti メッシュ(図5)

株式会社プロシードが製造、販売する、チタン合金のスクリューでチタンメッシュを固定するシステム。1.2mm×8、10、12mmのマイクロスクリュー、1.4mm×3、4、5、6、8mmのJeliオートスクリュー、1.6mm×4、5、6、8、10、12mmのJeliオートスクリューミッド、2.0mm×4、5、6、8、10、12mmのJeliオートスクリューミニという多彩な固定用スクリューを有する。チタンメッシュは、25×34mm、37×50mmの2種類で、それぞれ0.1mm、0.2mmの2種類の厚さを持つ。骨補填材料を併用し、リッジオグメンテーションに用いる。吸収性メンブレンを併用するべきという考え方もある。

② ウルトラフレックスメッシュプレート(図6)

株式会社ネクスト21が製造、京セラ株式会社が発売する、チタン合金のスクリューでチタンメッシュを固定するシステム。マーガレットメッシュ構造という特殊なメッシュ構造を有し、三次元的に自由度の高い屈曲が可能となっている。また応力が分散するため破折しにくい。純チタン製のスクリュー1.5mm×4、5、6mmにて25×35mm、35×48mm、それぞれ厚さ0.1mm、0.2mmのメッシュプレートを固定する。カッティングがしやすく、さまざまな大きさの骨欠損に応用しやすい。骨補填材料を併用し、ラテラル、バーティカルリッジオグメンテーションに用いる。

(2) チタンメンブレン
Tiハニカムメンブレン(図7)

株式会社モリタが製造、販売するハニカム型フィルター構造のチタン製メンブレン。厚さは20μmと薄く、特殊レーザー加工によって、血液や栄養分は通過できるが軟組織は迷入できない大きさの20μmの通気孔を50μm間隔で有する。フレームのある1歯用のS1と少数歯用のM1、多数歯用のL1、フレームのない少数歯用のM0と多数歯用のL0の5種類を有する。フレームのあるメンブレンはフレーム面を骨面側に向けて設置する。チタンピン等にて固定した方が術後の微小動揺を防げる。薄くトリミングは容易である。チタンメッシュほどではないが賦形性を有する。骨補填材料を併用し、ラテラル、バーティカルリッジオグメンテーションに用いる。

厚生労働省認可メンブレン(図1〜図7)

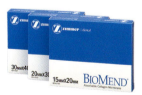

図1 BIOMEND®(Zimmer Biomet Dental、白鵬)。

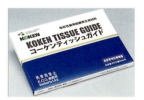

図2 コーケンティッシュガイド(高研、オリンパス テルモ バイオマテリアル)。

図3 Bio-Gide®(Geistlich、デンタリード)。

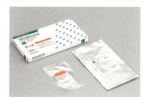

図4 ジーシーメンブレン(ジーシー)。

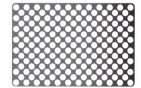

図5 Jeli Ti メッシュ(プロシード)。

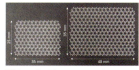

図6 ウルトラフレックスメッシュプレート(ネクスト21、京セラ)。

図7 Tiハニカムメンブレン(モリタ)。

巻頭特別企画　メンブレン2018

表1　世界の主な非吸収性および吸収性メンブレン

No.	製品名	製造販売元 or 製造元	吸収期間	メンブレンの種類
1	Cytoplast™ TXT-200	Osteogenics Biomedical	非吸収性	dPTFE
2	Cytoplast™ GBR-200	Osteogenics Biomedical	非吸収性	dPTFE
3	Cytoplast™ Ti-150	Osteogenics Biomedical	非吸収性	チタン強化型 dPTFE
4	Cytoplast™ Ti-250	Osteogenics Biomedical	非吸収性	チタン強化型 dPTFE
5	Tef-Gen FD®	Lifecore Biomedical	非吸収性	dPTFE
6	Tef-Gen Plus®	Lifecore Biomedical	非吸収性	dPTFE
7	Non Resorbable Membrane ACE	ACE	非吸収性	dPTFE
8	SMOOTH CYTOFLEX® Tef-Guard® TEF-001	Unicare Biomedical	非吸収性	ePTFE
9	SMOOTH CYTOFLEX® Tef-Guard® TEF-002	Unicare Biomedical	非吸収性	ePTFE
10	TEXTURED CYTOFLEX® Tef-Guard® TEX-100	Unicare Biomedical	非吸収性	ePTFE
11	TEXTURED CYTOFLEX® Tef-Guard® TEX-200	Unicare Biomedical	非吸収性	ePTFE
12	Permamem®	botiss	非吸収性	high-density PTFE
13	Cytosurg™	SALVIN Dental Specialties	非吸収性	PTFE
14	Jeli Ti メッシュ	プロシード	非吸収性	チタンメッシュ
15	ウルトラフレックスメッシュプレート	ネクスト21	非吸収性	チタンメッシュ
16	Cytoplast™ Osteo-Mesh™ TM-300	Osteogenics Biomedical	非吸収性	チタンメッシュ
17	Cytoflex MESH	Unicare Biomedical	非吸収性	チタンメッシュ
18	チタンマイクロメッシュ	ACE	非吸収性	チタンメッシュ
19	チタンマイクロメッシュ テンディングスクリュー用	ACE	非吸収性	チタンメッシュ
20	MESH-Ti Titanium Mesh	SALVIN Dental Specialties	非吸収性	チタンメッシュ
21	FRIOS® BoneShields oval	SYMBIOS	非吸収性	チタンメッシュ
22	FRIOS® BoneShields triangular	SYMBIOS	非吸収性	チタンメッシュ
23	FRIOS® BoneShields implant fixed	SYMBIOS	非吸収性	チタンメッシュ
24	FRIOS® BoneShields rectangular	SYMBIOS	非吸収性	チタンメッシュ
25	Tocksystem Mesh™	-	非吸収性	チタンメッシュ
26	M-TAM™	-	非吸収性	チタンメッシュ
27	Ti ハニカムメンブレン　フレームあり S1 M1 L1	モリタ	非吸収性	チタンメンブレン
28	Ti ハニカムメンブレン　フレームなし M0 L0	モリタ	非吸収性	チタンメンブレン
29	BIOMEND®	Zimmer Biomet Dental	8週以内	ウシ腱由来タイプⅠコラーゲン
30	BIOMEND® Extend™	Zimmer Biomet Dental	18週	ウシ腱由来タイプⅠコラーゲン
31	コーケンティッシュガイド	高研	4～12週	ウシ真皮および腱由来タイプⅠコラーゲン
32	OsseoGuard®	Zimmer Biomet Dental	24～36週	ウシ腱由来タイプⅠコラーゲン
33	OsseoGuard Flex®	Zimmer Biomet Dental	24～36週	ウシ腱由来タイプⅠおよびタイプⅢコラーゲン
34	CytoplastTM RTM Collagen	Osteogenics Biomedical	26～38週	ウシ腱由来タイプⅠコラーゲン
35	BioSorb™	3M ESPE	26～38週	ウシ腱由来タイプⅠコラーゲン
36	Neomem	Citagenix	26～38週	ウシ腱由来タイプⅠコラーゲン
37	Neomem FlexPlus	Citagenix	12～16週	ウシ腱由来タイプⅠコラーゲン
38	REGUARDE™	IMPLANT DIRECT	26～38週	ウシ腱由来タイプⅠコラーゲン
39	Kontour™ Sustain	IMPLANT DIRECT	16～24週	ウシ腱由来タイプⅠコラーゲン
40	RCM6	ACE Surgical	24週以上	ウシ腱由来タイプⅠコラーゲン
41	Mem-Lok®	BioHorizons	26～38週	ウシ腱由来タイプⅠコラーゲン
42	conFORM™ RESORBABLE COLLAGEN MEMBRANE	ACE Surgical	12～16週	ウシ腱由来タイプⅠコラーゲン
43	CollaGuide®	Curasan	32週以内	ウシ腱由来タイプⅠコラーゲン
44	BioGide®	Geistlich	8～12週	ブタ由来タイプⅠおよびタイプⅢコラーゲン
45	Ossix® Plus	Datum Dental	16～24週	ブタ由来タイプⅠコラーゲン
46	Ossix® VOLUMAX	Datum Dental	-	ブタ由来タイプⅠコラーゲン
47	OPTIMATRIX®	Osteohelth	-	ブタ由来タイプⅠコラーゲン
48	Jason® membrane	botiss	12～24週	ブタ由来タイプⅠコラーゲン
49	collprotect® membrane	botiss	8～12週	ブタ由来タイプⅠコラーゲン
50	Renovix-Plus™	SALVIN Dental Specialties	24週以内	ブタ由来タイプⅠ、Ⅱ、Ⅲコラーゲン
51	XYMPHONY™	SALVIN Dental Specialties	33週以上	ブタ由来タイプⅠコラーゲン
52	Creos™ xenoprotect	Nobel Biocare	-	ブタ由来タイプⅠコラーゲン
53	ジーシーメンブレン	ジーシー	8～16週	乳酸ポリグリコール酸共重合体
54	CYTOFLEX® RESORB	Univare Biomedical	-	ポリ乳酸／ポリグリコール酸
55	EpiGuide®	Curasan	24～48週	ポリ乳酸
56	Atrisorb®	-	36～48週	ポリ乳酸
57	Alloderm™ GBR	BioHorizons	-	無細胞性凍結乾燥ヒト由来皮膚基質
58	Neomem®	Citagenix	26～38週	ウシ由来タイプⅠコラーゲン
59	Neomem® FlexPlus	Citagenix	12～16週	ウシ由来タイプⅠコラーゲン
60	Biofix®	Integra	24～48週	ヒト由来ポリグリコール酸
61	Biofix® Plus	Integra	24～48週	ヒト由来ポリグリコール酸
62	CopiOs® Pericardium Membrane	Zimmer Biomet Dental	17～26週	ウシ心膜由来タイプⅠコラーゲン
63	CopiOs® Extend Membrane	Zimmer Biomet Dental	18～27周	ウシ心膜由来タイプⅠコラーゲン
64	Puros® Pericardium Allograft Membrane	Zimmer Biomet Dental	-	ウシ心膜由来タイプⅠコラーゲン

世界の最新64種類メンブレン情報
岩野義弘

サイズ(mm)	孔径	厚さ(mm)	価格	販売元 or 発売元
12×24/25×30	0.3μm 以下	0.2	$415/10枚 / $290/4枚	個人輸入
12×24/25×30	0.3μm 以下	0.2	$415/10枚 / $290/4枚	個人輸入
12×24ほか10タイプ	1.36μm 以下	0.15	$265〜580/2枚	個人輸入
12×24ほか10タイプ	1.36μm 以下	0.25	$265〜580/2枚	個人輸入
25×30/25×60	0.2〜0.3μm	-	€55/79	個人輸入
25×30/25×60	0.2〜0.3μm	-	€59/89	個人輸入
11×21ほか4タイプ	0.2μm 未満	0.2	-	個人輸入
12×24/25×30	-	-	$370/10枚 / $285/5枚	個人輸入
12×24/25×30	-	-	$370/10枚 / $285/5枚	個人輸入
12×24/25×30	-	-	$440/10枚 / $329/5枚	個人輸入
12×24/25×30	-	-	$440/10枚 / $329/5枚	個人輸入
15×20/20×30/30×40	-	-	-	個人輸入
12×24/25×30	0.3μm 以下	-	$38/66	個人輸入
25×34/37×50	-	0.1/0.2	¥18,000/25,000	プロシード
25×35/35×48	-	0.1/0.2	¥20,000/30,000	京セラ
25×34/45×45	0.5mm	0.1	$120/150	個人輸入
12×25ほか3タイプ	-	0.1	$43〜86	個人輸入
60×120	-	0.1	$180	個人輸入
7×14	-	0.2	$63	個人輸入
25×34/37×50	1.48mm	0.2	$58.9/93.5	個人輸入
15×20/20×24	0.03mm	0.1	-	個人輸入
14×16/17×21	0.03mm	0.1	-	個人輸入
-	0.03mm	0.1	-	個人輸入
25×33	0.03mm	0.1	-	個人輸入
-	0.1-6.5mm	0.1	-	個人輸入
-	1.7mm	0.1〜0.3	-	個人輸入
10×20/22×25/27×45	20μm	0.02	¥20500/28,000/38,000	モリタ
10×20/22×25	20μm	0.02	¥26500/36,500	モリタ
15×20/20×30/30×40	-	0.2	¥10,000/17,500/23,000	白鵬
15×20/20×30/30×40	-	0.2	$185/284/360	白鵬
25×40	-	0.2	¥11,000	オリンパス テルモ バイオマテリアル
15×20/20×30/30×40	-	-	$180/233/286	個人輸入
15×20/20×30/30×40	-	-	$180/233/286	個人輸入
15×20/20×30/30×40	-	-	$258/320/460	個人輸入
15×20/20×30/30×40	-	-	-	個人輸入
15×20/20×30/30×40	-	-	-	個人輸入
15×20/20×30/30×40	-	-	-	個人輸入
-	-	-	-	個人輸入
15×20/20×30/30×40	-	-	$114/140/205	個人輸入
15×20/20×30/30×40	-	-	$190/220/340	個人輸入
15×20/20×30/30×40	-	-	$169/192/296	個人輸入
15×20/20×30/30×40	-	-	$140/170/270	個人輸入
13×25ほか3タイプ	-	-	¥16,000/19,000/29,300	デンタリード
15×20/20×30/30×40	-	-	$195/215/390	個人輸入
10×12.5〜10×40/4種	-	1.0〜2.0	$120〜240	個人輸入
15×20/20×30/30×40	-	-	$160/212/318	個人輸入
15×20/20×30/30×40	-	-	-	個人輸入
15×20/20×30/30×40	-	0.4	-	個人輸入
15×20/20×30/30×40	-	-	$139/179/239	個人輸入
15×20/20×30/30×40	-	-	$124/174/234	個人輸入
15×20/25×30/30×40	-	-	-	個人輸入
15×25/25×35	20μm	0.25	¥8,800/12,800	ジーシー
12×24/20×25/30×40	-	-	$49/74/105	個人輸入
18×30	-	-	$178	個人輸入
-	-	-	-	個人輸入
10×10ほか4タイプ	-	0.5〜0.9	$185〜405	個人輸入
10×20ほか3タイプ	-	0.5〜1.0	-	個人輸入
10×20ほか3タイプ	-	1.0〜1.5	-	個人輸入
20×40ほか3タイプ	-	-	-	個人輸入
20×40ほか3タイプ	-	-	-	個人輸入
15×20/20×30/30×40	-	-	$215/295/377	個人輸入
15×20/20×30/30×40	-	-	-	個人輸入
15×20/20×30/30×40	-	-	-	個人輸入

巻頭特別企画　メンブレン2018

2 厚生労働省未認可材料

1）吸収性メンブレン

（1）ウシ由来タイプⅠコラーゲン

① BIOMEND® Extend™

　Zimmer Biomet Dental 社が製造する吸収性メンブレンであり、軟組織を排除するとともに、血小板凝集を惹起することによる創傷治癒の促進作用がある。BIOMEND® に比べて密度、溶解温度、圧縮強さ、引っ張り強さ、引裂き強さが高く、そのため吸収期間が18週とGBR法に適した長さになっている。15×20mm、20×30mm、30×40mm の3タイプがあり、主にラテラル、バーティカルリッジオグメンテーションに用いる。

② CopiOs® Pericardium Membrane

　Zimmer Biomet Dental 社が製造するウシ心膜由来の吸収性メンブレン。ウイルス、バクテリア等が取り除ける滅菌工程 Tutoplast® を経て、安全な材料を提供する。吸収期間は17〜26週と長く、15×20、20×30、30×40mm の3タイプがある。ラテラルおよびバーティカルリッジオグメンテーションに有用な材料である。

（2）ブタ由来タイプⅠコラーゲン

① OSSIX® PLUS

　Datum Dental 社の製造する、ブタ由来の、糖を架橋剤としたクロスリンク構造を有する吸収性コラーゲンメンブレンであり、16〜24週と長い吸収期間を有する。15×20mm、20×30mm、30×40mm の3タイプがある。また溶解に対する抵抗性も強く、例え口腔内に露出したとしても、3〜5週間は吸収されない。2001年に発売されてからこれまで、世界の多くの国で用いられ、100以上の関連論文が報告されている。厚生労働省の認可は下りていないが、本邦でもリッジオグメンテーションにおいて多くの臨床家に使用される材料である。

② Jason® membrane

　botiss 社が製造するブタ心膜由来の吸収性コラーゲンメンブレン。非常に薄くかつ伸展性があり、組織への馴染みの良いメンブレンである。15×20mm、20×30mm、30×40mm の3タイプがあり、12〜24週と吸収期間が長い。厚生労働省の認可は下りていないが、OSSIX® PLUS 同様、ラテラルおよびバーティカルリッジオグメンテーションにおいて多くの臨床家に使用される材料で

ある。

③ collprotect® membrane

　botiss 社が製造するブタ真皮由来の吸収性コラーゲンメンブレン。0.4mm の厚さで、15×20mm、20×30mm、30×40mm の3タイプがあり、8〜12週と中程度の吸収期間を有する。リッジオグメンテーションに用いる場合、吸収期間に留意が必要である。

（3）無細胞性凍結乾燥ヒト由来皮膚基質

Alloderm™ GBR

　BioHorizons 社の製造する、軟組織の造成に用いるヒト由来の人工真皮。軟組織再建に用いる Alloderm®（厚さ0.9〜1.6mm）とほぼ同じ組成であり、0.5〜0.9mm と厚さがうすい GBR 用に開発された製品である。10×10mm、10×20mm、10×40mm、20×20mm および20×40mm の5種類のタイプがある。

2）非吸収性メンブレン

Dense polytetrafluoroethylene（dPTFE）メンブレン

Cytoplast™

　Osteogenics Biomedical 社が製造する非吸収性の孔のせまい PTFE メンブレンであり、TXT200および TXT200Singles、GBR200および GBR200Singles、チタン強化された Ti-150および Ti-250がある。複数歯欠損用の TXT200、単独歯欠損用の TXT200Singles は、200μm の厚さで0.3μm 以下の非常に小さな孔を有しており、オープンバリアメンブレンともいわれ、主にリッジプリザベーションに用いる。複数歯欠損用の GBR200、単独歯欠損用の GBR200Singles はオリジナルのメンブレンであり、オープンメンブレン同様に0.3μm 以下の非常に小さな孔を有している。チタン強化型メンブレンには、150μm と250μm の2種類の厚さがあり、それぞれ部位別に4種類の形状を有する。ラテラルおよびバーティカルリッジオグメンテーションに応用する。

3 どのメンブレンを用いれば垂直的に骨造成可能か？

　下顎臼歯部に対するさまざまな垂直的骨造成法（ディストラクション、ブロック骨移植インレー法、ブロック骨移植オンレー法、GBR法）を比較した最新のシステマティックレビュー[8]より、4mm までの垂直的骨造成量

世界の最新64種類メンブレン情報
岩野義弘

であれば、どの手法を用いても良好な結果が得られることが示されている。また垂直的骨造成時における吸収性メンブレンと非吸収性メンブレンを用いたGBR法の二重盲検化ランダム化比較臨床試験の結果[9]より、吸収性メンブレン、非吸収性メンブレンとの間に有意差を認めないことが示されている。すなわち、4mmまでの垂直的骨造成術を行う場合には、どのタイプのメンブレンを用いても良いと考えられる。

対して4mmを超える垂直的骨造成を行う場合には、他の手法を用いた方がより予知性が高い。チタンメッシュを用いた垂直的骨造成に関するシステマティックレビューの結果[10]より、垂直的骨造成量の平均値は4.91mmであり、16.1%に露出が認められたもののほぼすべての条件でインプラント埋入可能であったことが示されている。移植材の種類や吸収性メンブレンの使用、術者の技量等に左右される術式であるが、適切に用いれば臨床上大変有効な手法である。ディストラクションやブロック骨移植も含め、術者の技量も鑑み、条件に応じた術式を選択する必要がある。下に、成瀬啓一先生ご提供の垂直的骨造成症例[11]を例示する。

チタンメッシュによる垂直的骨造成（症例写真はすべて成瀬啓一先生からの提供）

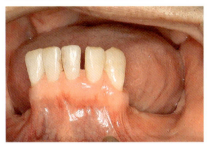

図1　術前口腔内写真。下顎左側臼歯部歯槽堤は垂直的に大きく喪失している。

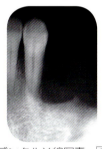

図2　|3デンタルX線写真。|3遠心歯槽骨は根尖付近まで吸収しているが、近心歯槽骨は残存している。そのため|3を抜歯すれば近心歯槽骨頂の位置まで垂直的に骨造成可能となる。

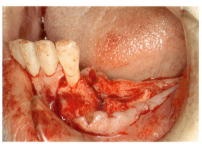

図3　粘膜切開剥離を行い、|3を抜歯した。|2遠心歯槽骨頂は歯周病に罹患していないため、高い位置に存在している。

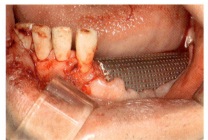

図4　骨補填材料を|2遠心歯槽骨頂の高さまで盛り上げ、チタンマイクロメッシュで被覆した。その後上方へ40mm牽引し、縫合した。

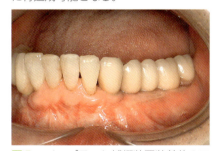

図5　インプラント補綴装置装着後の口腔内写真。審美的な補綴装置が装着された。

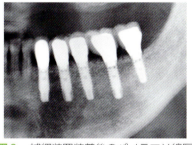

図6　補綴装置装着後のパノラマX線写真。|2番遠心歯槽骨頂の高さまで垂直的に骨造成が行われた。十分な長さのインプラントが埋入されている。骨の吸収は一切認められない。

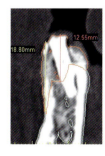

図7　|3部のCT画像。垂直的骨造成量は歯槽頂中央部で12.55mm、頬側で18.80mmである。天然歯と同じ歯軸にインプラントを埋入するため高さだけでなく幅に対しても十分な骨造成を行った。

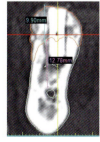

図8　|4部のCT画像。垂直的骨造成量は9.90mm術前の既存骨と下顎管との距離は12.78mm。

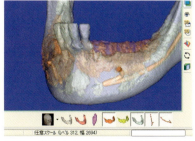

図9　術前と骨造成後を重ね合わせたCT画像をSIMPlant®で解析した。下顎管の位置をCTに投影している。

表3　メンブレン論文一覧

IF：2018年6月時点での該当誌のインパクトファクター

主題	雑誌名 (IF)	著者および発行年	論文タイトル	研究デザインによるエビデンスレベル	目的	対象	適用部位
チタンメッシュ SR	Med Oral Patol Oral Cir Bucal. (1.156)	Rasia-dal Polo M, Poli PP, Rancitelli D, Beretta M, Maiorana C.2014	Alveolar ridge reconstruction with titanium meshes: A systematic review of the literature チタンメッシュを用いた歯槽堤再建：文献のシステマティックレビュー	1. SR/MA　2. RCT　3. nRCT　4. 分析疫学的研究　5. 記述研究　6. 私的な意見	インプラント埋入を目的とした水平的および垂直的リッジオグメンテーション時、同時に用いるチタンメッシュのバリアーとしての信頼性を解析すること	1973年から2013年までの間に発表された20,000以上の文献	なし
ラテラルリッジオグメンテーション SR	Eur J Oral Implantol. (3.567)	Merli M, Merli I, Raffaelli E, Pagliaro U, Nastri L, Nieri M.2016	Bone augmentation at implant dehiscences and fenestrations. A systematic review of randomised controlled trials. インプラント埋入時に生じたデヒーセンスおよびフェネストレーションに対する骨造成　ランダム化比較試験のシステマティックレビュー	1. SR/MA　2. RCT　3. nRCT　4. 分析疫学的研究　5. 記述研究　6. 私的な意見	1回法インプラント埋入時に生じたデヒーセンスおよびフェネストレーションに対する骨造成の有効性と、もっとも有効な治療法はいずれかを評価すること	Medline から664編、Cochrane controlled trials register から410編、Google Scholar から300編およびハンドサーチから6編、SR の参考文献3編、最近著者の発表した報告1編	396名に埋入された535本の1回法インプラント埋入時に生じたデヒーセンスおよびフェネストレーション
バーティカルリッジオグメンテーション SR	Int J Oral Maxillofac Implants. (2.263)	Elnayef B, Monje A, Gargallo-Albiol J, Galindo-Moreno P, Wang HL, Hernández-Alfaro F.2017	Vertical Ridge Augmentation in the Atrophic Mandible: A Systematic Review and Meta-Analysis. 萎縮した下顎における垂直的骨造成：システマティックレビューとメタ分析	1. SR/MA　2. RCT　3. nRCT　4. 分析疫学的研究　5. 記述研究　6. 私的な意見	萎縮した下顎に対する垂直的骨造成の効果および信頼性を系統的に評価すること	2015年1月までの間に報告された垂直的骨造成に関する4,705文献	下顎
吸収性 VS 非吸収性	Int J Oral Maxillofac Implants. (2.263)	Merli M, Moscatelli M, Mariotti G, Rotundo R, Bernardelli F, Nieri M.2014	Bone level variation after vertical ridge augmentation: resorbable barriers versus titanium-reinforced barriers. A 6-year double-blind randomized clinical trial. バーティカルリッジオグメンテーション後における骨レベルの変化：吸収性メンブレン vs チタン強化型メンブレン6年の二重盲検化ランダム化比較臨床試験	1. SR/MA　2. RCT　3. nRCT　4. 分析疫学的研究　5. 記述研究　6. 私的な意見	インプラント埋入時における自家骨片を用いた垂直的骨造成のための2つの異なるテクニックの荷重後6年後における効果を、二重盲検化ランダム化比較臨床試験によって比較すること	インプラント埋入時垂直的骨造成が必要な22名の患者	なし
GBR 長期	Clin. Oral Implants. Res. (3.624)	Jung RE, Fenner N, Hämmerle CH, Zitzmann NU..2013	Long-term outcome of implants placed with guided bone regeneration (GBR) using resorbable and non-resorbable membranes after 12-14 years. 吸収性および非吸収性メンブレンを用いた GBR と同時に埋入されたインプラントの12から14年後における長期予後	1. SR/MA　2. RCT　3. nRCT　4. 分析疫学的研究　5. 記述研究　6. 私的な意見	吸収性および非吸収性メンブレンを用いた GBR と同時に埋入されたインプラントの長期的アウトカムを評価すること	平均56歳の72名（男性18名女性54名）に埋入された265本のインプラント	なし

おわりに

　かつてゴールドスタンダードであった Gore-Tex® 社の ePTFE メンブレンの販売終了から6年が経過し、どの生体遮断膜を使用すればよいのか迷われている先生もいらっしゃることと思う。本稿では、本邦で厚生労働省による認可を受けているメンブレンを取り上げ、それらの特徴をまとめた。さらに未認可であっても臨床の現場で広く使用されている材料も紹介した。吸収性メンブレンとしては、ウシやブタに代表される異種生物由来の材料、完全に人工的に精製された材料、ヒト由来の無細胞性皮膚基質等があり、それぞれ吸収期間、性状、扱いやすさ等にさまざまな違いが存在する。非吸収性メンブレンとしては、口腔内に暴露しても速やかな感染を生じない dPTFE メンブレン、さまざまなチタンメッシュやチタンメンブレン等、術者の好みや骨欠損形態に応じて使用しやすい材料が揃っている。除去のためのオペが必要ない、あるいは万が一露出しても問題の生じづらい吸収性メンブレンを選択するのか、適切な減張切開による外圧排除をともなう確実な骨造成を求める、あるいはあえて口腔内へ露出させる非吸収性メンブレンを選択するのか、条件や術者の好みに応じた使い分けも必要であろう。本稿が先生方の日常臨床の参考になれば幸いである。

世界の最新64種類メンブレン情報
岩野義弘

方法（使用材料、手術方法）と評価方法	結果（有意差の有無）	結論	コメント
包含基準および除外基準に従い、17文献を選定した。アウトカムは、水平垂直的リッジオグメンテーションによって獲得した骨量、合併症（メンブレンの露出）率およびインプラント生存率、成功率、失敗率とした。	垂直的骨造成量の平均は4.91mm、水平的骨造成量の平均は4.36mmであった。露出は16.1%に認められたが、ほぼすべてにおいてインプラント埋入は可能であった。インプラントの平均成功率は89.9%、生存率および失敗率はそれぞれ100%、0%であった。	本研究結果より、チタンメッシュは信頼できる製品であることが示された。同時にチタンメッシュを用いた水平および垂直的歯槽堤増大術は、予知性の高いテクニックであることが示された。	包含論文は移植材が異なるなどその条件は多様であり、結果も垂直的歯槽堤増大量が2.56〜8.6mmと範囲が広い。移植材の種類や吸収性メンブレンの使用、術者の技量等に左右される術式であるが、適切に用いれば臨床上大変有効な手法である。
選択された文献よりタイトルおよびアブストラクトから65編を選択、さらに包含基準および除外基準に従いランダム化比較試験19編を選出した。	メンブレンを使用した方が使用した場合に比べて、垂直的に1.64mmの差を以て有意に骨欠損を改善できた。非吸収性ePTFEメンブレンは、吸収性ポリ乳酸／ポリグリコール酸メンブレンに比べて、骨による完全な欠損の被覆率が有意に高かったが、骨欠損の改善率には有意差を認めなかった。	本システマティックレビューの結果からは、1回法インプラント埋入時に生じた頬側デヒーセンスもしくはフェネストレーションに対する骨造成において、ある治療法が別の治療法に比べて有意に良好な結果を得られるとのエビデンスは得られなかった。	吸収性でも非吸収性でも、適切な手技を選択すれば、同等の結果が得られる。吸収性メンブレンを用いる場合には、その吸収期間に留意して選択する必要がある。
包含基準および除外基準に従い、52文献を選定した。ディストラクション、ブロック骨移植インレー法およびオンレー法、GBR法についてそれぞれの垂直的骨造成量、インプラント生存率および成功率それぞれをメタ分析した。	平均骨造成量は4.49±0.33mmであった。ディストラクションの平均骨造成量は6.84±0.61mm、ブロック骨移植インレー法の平均骨造成量は4.92±0.34mm、ブロック骨移植オンレー法の平均骨造成量は3.47±0.41mm、GBR法の平均骨造成量は3.83±0.49mmであった。	萎縮した下顎に対する4mmまでの垂直的骨造成は、どの手法を用いても良好な結果を得ることができる。しかしながらそれ以上の骨造成が必要な場合には、ディストラクションもしくはブロック骨移植インレー法を用いるべきである。	骨体外側方向への骨造成は4mmまで可能であると言われるが、それを支持する報告である。メンブレンを用いてそれ以上の骨造成を行う際には、頬舌側弁の適切な減張を含む高度なテクニックが必要である。
22名の患者は、コンピュータによるランダム化後11名ずつの2グループに分けられた。インプラント埋入後、ボーントラップにて回収した骨を移植、11名（テスト群）には吸収性コラーゲンメンブレンを、もう11名（コントロール群）には非吸収性チタン強化型ePTFEメンブレンを設置、ローディング後6年間フォローアップ、評価した。放射線技師と患者は解析時および処置時ブラインディングされた。	テスト群の1名は引っ越しのためドロップアウトした。6年後における平均骨レベルは、テスト群（吸収性）で1.33mm、コントロール群（非吸収性）で1.00mm、調整後の両群間の差は0.15mmであり、両群間に有意差は認めなかった。荷重後いずれのインプラントにも失敗や合併症は生じなかった。	インプラント埋入と同時の垂直的骨造成時、吸収性メンブレンと非吸収性メンブレンどちらを用いても結果に差は生じない。	垂直的骨造成時、吸収性でも非吸収性でも、スキャフォルドとして骨移植を併用した場合、同等の結果が得られる。吸収性メンブレンを用いる場合には、その吸収期間に留意して選択する必要がある。
256本のブローネマルク、8本の3iおよび1本のIMZが埋入された。153本のインプラントは埋入後スレッドが露出し、Bio-Oss®を移植後112本には吸収性コラーゲンメンブレン（Bio-Gide®）を、41本には非吸収性ePTFEメンブレンを用いたGBR法を行った。123本は通常埋入（コントロール群）された。年に1回のリコールを行い、荷重12から14年後、臨床的およびX線学的評価を行った。	平均フォローアップ期間12.5年であった。80.5%にあたる58名がこの時点までフォローアップに参加した。生存率は、コントロール群94.6%、吸収性群91.9%、非吸収性群92.6%であり、各群間に有意差は認めなかった。X線学的評価の結果、平均骨吸収量は、コントロール群2.36mm、吸収性群2.4mm、非吸収性群2.53mmであり、各群間に有意差は認めなかった。	吸収性コラーゲンメンブレンおよび非吸収性ePTFEメンブレンによる同時GBRをともなうインプラント埋入は、高い生存率を示す安全で予知性の高い治療法であることが示唆された。	遅延型吸収材料であるBio-Oss®を用いたインプラント埋入と同時GBRによってできた骨は、10年を超える長期に渡り安定、機能するといえる。

参考文献

1. Araújo MG, Lindhe J. Ridge alterations following tooth extraction with and without flap elevation: an experimental study in the dog. Clin Oral Impl. Res. 2009; 20: 545-549.
2. Covani U, Ricci M, Bozzolo G, Mangano F, Zini A, Barone A. Analysis of the pattern of the alveolar ridge remodelling following single tooth extraction. Clin Oral Implants Res 2011;22(8):820-825.
3. 一般社団法人日本インプラント臨床研究会（編集）. 文献と臨床のインプラントサイエンス 今読むべきインパクトの高い70論文＆77症例. 東京：クインテッセンス出版, 2016; 11-21.
4. Nyman S, Lindhe J, Karring T, Rylander H. New attachment following surgical treatment of human periodontal disease. J Clin Periodontol 1982; 9: 290-296.
5. Dahlin C, Linde A, Gottlow J, Nyman S. Healing of bone defects by guided tissue regeneration. Plast Reconstr Surg 1988; 81: 672-676.
6. Nyman S, Lang NP, Buser D, et al. Bone regeneration adjacent to titanium dental implants using guided tissue regeneration: A report of two cases. Int J Oral Maxillofac Implants 1990; 5: 9-14.
7. Urban IA, Nagursky H, Lozada JL, Nagy K. Horizontal ridge augmentation with a collagen membrane and a combination of particulated autogenous bone and anorganic bovine bone-derived mineral: a prospective case series in 25 patients. Int J Periodontics Restorative Dent 2013; 33: 299-307.
8. Elnayef B, Monje A, Gargallo-Albiol J, Galindo-Moreno P, Wang HL, Hernández-Alfaro F. Vertical Ridge Augmentation in the Atrophic Mandible: A Systematic Review and Meta-Analysis. Int J Oral Maxillofac Implants. 2017; 32: 291-312.
9. Merli M, Moscatelli M, Mariotti G, Rotundo R, Bernardelli F, Nieri M. Bone level variation after vertical ridge augmentation: resorbable barriers versus titanium-reinforced barriers. A 6-year double-blind randomized clinical trial. Int J Oral Maxillofac Implants. 2014; 29: 905-913.
10. Rasia-dal Polo M, Poli PP, Rancitelli D, Beretta M, Maiorana C. Alveolar ridge reconstruction with titanium meshes: A systematic review of the literature. Med Oral Patol Oral Cir Bucal. 2014; 19: 639-646.
11. 成瀬啓一. 下顎における骨吸収の分類とその造成法の考え方—隣接歯周病罹患歯の戦略的抜歯を考慮して— In: 夏堀礼二（監修）, 船登彰芳, 水上哲也, 浦野智, 小川勝久（編集）. 別冊QDI 天然歯保存へのチャレンジ＆スタディグループのインプラント教育 オッセオインテグレイション・スタディクラブ・オブ・ジャパン 11thミーティング抄録集. 東京：クインテッセンス出版, 2013; 79-80.

1. **Membrane**
2. Digital Dentistry
3. Orthodontic Implant
4. Maxillary Sinus Floor Elevation
5. Implant Overdenture
6. Implant Esthetic
7. Immediate Implant Placement
8. Implant Soft Tissue Management
9. Management of Complications in Implant Dentistry
10. Implant Occlusion

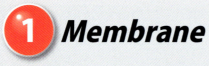

Membrane

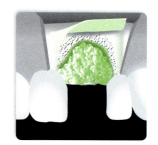

メンブレン：
GTR法やGBR法などに適応される保護膜。非吸収性膜と吸収性膜に大別される。非吸収性膜にはe-PTFE膜などがあり、吸収性膜には合成高分子膜や天然高分子膜がある。非吸収性膜は二次手術での除去が必要であるが、新生した再生組織を明視下で確認できる利点がある。

今読むべきインパクトの高いベスト10論文

1 Mardas N, Chadha V, Donos N. Alveolar ridge preservation with guided bone regeneration and a synthetic bone substitute or a bovine-derived xenograft: a randomized, controlled clinical trial. Clin Oral Implants Res 2010;21(7):688-698.
合成骨補填材料もしくはウシ由来他家骨を用いたGBR法による歯槽堤保存術：ランダム化比較臨床試験

2 Buser D, Halbritter S, Hart C, Bornstein MM, Grütter L, Chappuis V, Belser UC. Early Implant Placement With Simultaneous Guided Bone Regeneration Following Single-Tooth Extraction in the Esthetic Zone: 12-Month Results of a Prospective Study With 20 Consecutive Patients. J Periodontol 2009;80(1):152-162.
審美領域における単根歯抜歯窩への早期インプラント埋入とGBR法の併用：20名の患者に対する12ヵ月の前向き研究の結果

3 Louis PJ, Gutta R, Said-Al-Naief N, Bartolucci AA. Reconstruction of the maxilla and mandible with particulate bone graft and titanium mesh for implant placement. J Oral Maxillofac Surg 2008;66(2):235-245.
インプラント埋入時の上下顎の再建における粒子状骨移植材とチタンメッシュの併用

4 Buser D, Bornstein MM, Weber HP, Grütter L, Schmid B, Belser UC. Early implant placement with simultaneous guided bone regeneration following single-tooth extraction in the esthetic zone: A cross-sectional, retrospective study in 45 subjects with a 2 - to 4 -year follow-up. J Periodontol 2008;79(9):1773-1781.
審美領域における単根歯の抜歯後にGBR法を併用した早期インプラント埋入：45名の被験者に対する2～4年経過観察を行った後ろ向き横断研究

5 Jung RE, Fenner N, Hämmerle CH, Zitzmann NU. Long-term outcome of implants placed with guided bone regeneration (GBR) using resorbable and non-resorbable membranes after 12-14 years. Clin Oral Implants Res 2013;24(10):1065-1073.
インプラント埋入時のGBR法に吸収性もしくは非吸収性膜を応用した際の12～14年の長期的結果

6 Pieri F, Corinaldesi G, Fini M, Aldini NN, Giardino R, Marchetti C. Alveolar ridge augmentation with titanium mesh and a combination of autogenous bone and anorganic bovine bone: a 2 -year prospective study. J Periodontol 2008;79(11):2093-2103.
自家骨と無機ウシ骨およびチタンメッシュを用いた歯槽堤増大術：2年の前向き研究

7 Cordaro L, Torsello F, Morcavallo S, di Torresanto VM. Effect of bovine bone and collagen membranes on healing of mandibular bone blocks: a prospective randomized controlled study. Clin Oral Implants Res 2011;22(10):1145-1150.
下顎骨ブロックの治癒に対するウシ骨とコラーゲン膜の影響について：前向きランダム化比較試験

8 Urban IA, Nagursky H, Lozada JL, Nagy K. Horizontal ridge augmentation with a collagen membrane and a combination of particulated autogenous bone and anorganic bovine bone-derived mineral: a prospective case series in 25 patients. Int J Periodontics Restorative Dent 2013;33(3):299-307.
自家骨と無機ウシ骨ミネラルおよびコラーゲンメンブレンを併用した水平的歯槽堤増大術：25名の前向き症例報告

9 Corinaldesi G, Pieri F, Sapigni L, Marchetti C. Evaluation of survival and success rates of dental implants placed at the time of or after alveolar ridge augmentation with an autogenous mandibular bone graft and titanium mesh: a 3 - to 8 -year retrospective study. Int J Oral Maxillofac Implants 2009;24(6):1119-1128.
下顎骨から採取した自家骨とチタンメッシュを併用した歯槽堤増大術と同時もしくは一定期間後にインプラント埋入を行った場合の生存率と成功率の評価：3～8年の後ろ向き研究

10 Kolerman R, Tal H, Moses O. Histomorphometric analysis of newly formed bone after maxillary sinus floor augmentation using ground cortical bone allograft and internal collagen membrane. J Periodontol. 2008;79(11):2104-2111.
同種皮質骨とコラーゲン膜を用いた上顎洞底挙上術後の新生骨の組織形態学的分析

Early implant placement with simultaneous guided bone regeneration following single-tooth extraction in the esthetic zone: A cross-sectional, retrospective study in 45 subjects with a 2- to 4-year follow-up.

審美領域における単根歯の抜歯後にGBR法を併用した早期インプラント埋入：45名の被験者に対する2〜4年経過観察を行った後ろ向き横断研究

Buser D, Bornstein MM, Weber HP, Grütter L, Schmid B, Belser UC.

背景：早期インプラント埋入は、上顎前歯部における単根歯の抜歯部位に対する治療オプションである。インプラント埋入は軟組織が治癒する4〜8週後に行われる。三次元的に理想的な位置へのインプラント埋入を行う場合に、審美的な唇側の硬組織および軟組織カントゥアの再構築のためにGBR法が併用される。

方法：2〜4年のインプラント支台単独クラウンを有する45名の患者がこの後ろ向き横断研究のためにリコールされた。インプラント研究に一般的に用いられる臨床的およびX線学的パラメータを用いて評価した。

結果：トータル45本のインプラントが厳密な臨床的成功基準を満たした。それらはインプラント周囲炎の徴候がなく骨性癒着による安定性を示した。インプラント周囲軟組織は平均プラークインデックス（0.42）と歯肉溝出血インデックス（0.51）の数値から臨床的に健全と判断された。すべてのインプラントショルダー部の正確な粘膜下位置の確認を行った結果、唇側面の粘膜退縮は認められなかった。唇側面の粘膜辺縁からインプラントショルダー部までの平均距離は -1.93 mm であった。根尖周囲X線写真では、インプラント周囲骨レベルに問題はなく、インプラントショルダー部から骨−インプラント接触部位までの平均距離は2.18 mm であった。

結論：この後ろ向き研究では、評価した45本すべてのインプラントにおける良好な治療結果が証明された。2〜4年の中期的フォローアップにおいて、この治療法のコンセプトが粘膜退縮のリスクを軽減していることを示している。今後これらの良好な治療結果を証明するには前向き臨床研究が必要である。

(J Periodontol 2008;79(9):1773-1781.)

BACKGROUND: The concept of early implant placement is a treatment option in postextraction sites of single teeth in the anterior maxilla. Implant placement is performed after a soft tissue healing period of 4 to 8 weeks. Implant placement in a correct three-dimensional position is combined with a simultaneous guided bone regeneration procedure to rebuild esthetic facial hard and soft tissue contours.

METHODS: In this retrospective, cross-sectional study, 45 patients with an implant-borne single crown in function for 2 to 4 years were recalled for examination. Clinical and radiologic parameters, routinely used in implant studies, were assessed.

RESULTS: All 45 implants were clinically successful according to strict success criteria. The implants demonstrated ankylotic stability without signs of a peri-implant infection. The peri-implant soft tissues were clinically healthy as indicated by low mean plaque (0.42) and sulcus bleeding index (0.51) values. None of the implants revealed a mucosal recession on the facial aspect as confirmed by a clearly submucosal position of all implant shoulders. The mean distance from the mucosal margin to the implant shoulder was -1.93 mm on the facial aspect. The periapical radiographs showed stable peri-implant bone levels, with a mean distance between the implant shoulder and the first bone-implant contact of 2.18 mm.

CONCLUSIONS: This retrospective study demonstrated successful treatment outcomes for all 45 implants examined. The mid-term follow-up of 2 to 4 years also showed that the risk for mucosal recession was low with this treatment concept. Prospective clinical studies are required to confirm these encouraging results.

Alveolar ridge augmentation with titanium mesh and a combination of autogenous bone and anorganic bovine bone: a 2-year prospective study.

自家骨と無機ウシ骨およびチタンメッシュを用いた歯槽堤増大術：
2年の前向き研究

Pieri F, Corinaldesi G, Fini M, Aldini NN, Giardino R, Marchetti C.

背景：近年、口腔外の部位をドナーサイトとした骨供給による侵襲の大きさが問題となっていることから、インプラント埋入前の歯槽堤増大術に対してウシ骨ミネラル（BBM）と自家骨を併用する方法が増加している。この前向き研究の目的は、自家骨とBBMを70：30で混和した材料にマイクロメッシュを併用し歯槽堤増大を行った部位へのインプラント埋入について臨床的およびX線学的パラメータを用いて2年間にわたり評価することである。

方法：歯槽骨造成が必要な16名の歯の部分欠損を有する患者の19部位に骨造成処置を行い、粘膜下にメッシュを設置し8～9ヵ月後に待時インプラント埋入（44本）を施行した。

結果：19部位のマイクロメッシュのうち1部位（5.3％）で術後2ヵ月に露出がおこり撤去した。CTスキャンによる歯槽堤の術前および術後の変化は、平均骨造成量が垂直的に3.71±1.24 mm、水平的に4.16±0.59 mmであった。すべてのインプラントが術後2年生存しており、生存率100％を達成した。観察期間においてインプラント周囲の平均骨吸収量は1.37±0.32 mmであった。3本のインプラントにおいて2 mm以上の骨吸収が認められた。一方で41本のインプラントが臨床的に成功と考えられ、成功率は93.1％となった。

結論：この2年間の前向き研究より、本法を用いた造成骨内へのインプラント埋入は高い生存率（100％）と成功率（93.1％）を有し、インプラント周囲に安定性をもたらす手法であることが示された。

（J Periodontol 2008;79(11):2093-2103.）

BACKGROUND: Recently, the use of bovine bone mineral (BBM) in combination with autogenous bone for alveolar ridge augmentation before implant placement has increased in favor because of concerns over morbidity associated with extraoral donor sites. The aim of this prospective study was to evaluate the clinical and radiographic parameters of implants placed in augmented ridges using a 70:30 mixture of autogenous bone and BBM in association with micro-mesh over a 2-year period.

METHODS: Sixteen partially edentulous patients requiring bone augmentation were consecutively treated for 19 reconstructive procedures and delayed implant placement (44 implants) after 8 to 9 months of submerged mesh healing. Clinical examinations were performed and radiographs of the implants were taken 6 months after prosthetic loading and once a year during a 2-year follow-up.

RESULTS: Only one (5.3%) of the 19 micro-meshes became exposed after 2 months and was removed. Computed tomography scans of the alveolar ridge pre- and postreconstruction demonstrated mean vertical augmentation of 3.71 +/- 1.24 mm and mean horizontal augmentation of 4.16 +/- 0.59 mm. All of the implants were retained after 2 years, yielding a 100% survival rate. The mean bone resorption around the implants was 1.37 +/- 0.32 mm during the observation period. Only three implants demonstrated bone resorption >2 mm, whereas 41 implants were considered clinically successful, resulting in a success rate of 93.1%.

CONCLUSION: This 2-year prospective study demonstrated that implants placed into augmented bone using this technique exhibited peri-implant stability with high survival (100%) and success (93.1%) rates.

Horizontal ridge augmentation with a collagen membrane and a combination of particulated autogenous bone and anorganic bovine bone-derived mineral: a prospective case series in 25 patients.

自家骨と無機ウシ骨ミネラルおよびコラーゲンメンブレンを併用した水平的歯槽堤増大術：25名の前向き症例報告

Urban IA, Nagursky H, Lozada JL, Nagy K.

　この前向き症例報告は水平的歯槽堤増大を目的として、吸収性コラーゲンメンブレンと自家骨と無機ウシ骨ミネラル（ABBM）を混和した材料を使用し、それに続くインプラント埋入を評価した。ナイフエッジ状の歯槽頂への対応とそこへのインプラント埋入を行うために水平的歯槽堤増大を目的として自家骨とABBMを1：1に混和して移植後に吸収性コラーゲンメンブレンで被覆した。歯槽堤の測定は術前および術後に行い、合併症の確認と生検により造成骨を組織学的に検討した。25名の患者に対して31部位のナイフエッジ状の歯槽頂に計76本のインプラント埋入を行った。1部位において骨移植の合併症が認められた（3.2％；95％信頼区間：0.1％、16.7％）。平均8.9ヵ月の移植後治癒期間（標準偏差：SD＝2.1ヵ月）において水平的歯槽堤増大量は臨床的測定によって平均5.68 mm（SD＝1.42 mm）認められた。臨床的にすべての施術部位においてインプラント埋入に十分な骨幅を得ることができた。すべてのインプラントの生存について平均20.88ヵ月（SD＝9.49ヵ月）のフォローアップが行われた。9部位について組織学的検討が行われ、ABBMは新生骨と密なネットワークを構成しており多様な成熟程度を示していた。組織形態計測分析では、組織標本内に平均31.0％の自家骨、25.8％のABBM、骨髄が43.2％であった。水平的歯槽堤欠損部位に対して、吸収性コラーゲンメンブレンと自家骨とABBMを併用したGBR法は有効であると考えられる。今後インプラントの成功率と生存率に関しては長期的フォローアップ調査が必要である。

（Int J Periodontics Restorative Dent 2013;33（3）:299-307.）

This prospective case series evaluated the use of a resorbable natural collagen membrane with a mixture of autogenous bone and anorganic bovine bone-derived mineral (ABBM) for lateral ridge augmentation and subsequent implant placement. A mixture (1:1) of particulated autogenous bone and ABBM was used for lateral ridge augmentation and covered with a resorbable, natural collagen bilayer membrane to treat knife-edge ridges and prepare them for implant placement. Ridge measurements were obtained pre- and postsurgery, complications recorded, and biopsy specimens examined histologically. Seventy-six implants were placed in 25 patients with 31 knife-edge ridge surgical sites. One defect had a bone graft complication (3.2%; exact 95% confidence interval: 0.1%, 16.7%). Clinical measurements revealed an average of 5.68 mm (standard deviation [SD] = 1.42 mm) of lateral ridge augmentation after a mean 8.9-month (SD = 2.1 months) graft healing period. Clinically, all treated ridges were sufficient in width for subsequent implant placement. All implants survived with an average follow-up of 20.88 months (SD = 9.49 months). Histologic analysis of nine surgical sites showed that ABBM was connected with a dense network of newly formed bone with varying degrees of maturation. Histomorphometric analysis demonstrated that autogenous bone represented a mean of 31.0% of the specimens, ABBM 25.8%, and marrow space 43.2%. The treatment of horizontally deficient alveolar ridges with the guided bone regeneration technique using autogenous bone mixed with ABBM and a natural collagen resorbable barrier membrane can be regarded as successful. Implant success and survival need to be confirmed with long-term follow-up examinations.

1. **Membrane**
2. Digital Dentistry
3. Orthodontic Implant
4. Maxillary Sinus Floor Elevation
5. Implant Overdenture
6. Implant Esthetic
7. Immediate Implant Placement
8. Implant Soft Tissue Management
9. Management of Complications in Implant Dentistry
10. Implant Occlusion

1 チタンメッシュを用い骨再生の場を確保した症例

岡　昌由記（東京都開業）

文献：Funato A, Ishikawa T, Kitajima H, Yamada M, Moroi H. A novel combined surgical approach to vertical alveolar ridge augmentation with titanium mesh, resorbable membrane, and rhPDGF-BB: a retrospective consecutive case series. Int J Periodontics Restorative Dent 2013;33(4):437-445.

症例の概要

患者は上顎前歯部のブリッジが脱離、右上臼歯部が腫れて痛いという主訴で来院し、インプラント治療を希望した。それぞれにおいて骨量が不足しており、大がかりな骨造成が必要であったが、前歯部にチタンメッシュと骨補填材料を、臼歯部にはチタンメッシュのみで骨量の確保を行い、インプラントを埋入した。

処置内容とその根拠

根尖病変をともなう複数歯の抜歯を行うと、しばしば骨欠損を生じ、大がかりな骨造成が必要となる。今回、すぐに抜歯せず歯根端切除時、歯根の歯冠側を残すことにより内側性の骨欠損とした。そのため、チタンメッシュを用いた骨造成時、再生の場を確保し血餅の安定、保持につながり、GBRなしにインプラントを埋入できた。前歯部は外側性の骨欠損形態であったため、チタンメッシュに骨補填材料を併用し、再生の足場を作った。

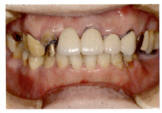
図1　正面観。上顎前歯のブリッジは脱離している。

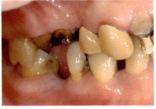
図2　側方面観。右上臼歯部歯肉に腫脹を認める。

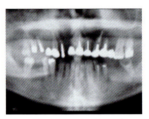
図3　パノラマX線写真。6｜根尖部に吸収像を認める。

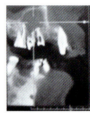
図4　CT画像。頬側の骨は根尖を超え、口蓋まで吸収している。根尖部には石灰化像が確認できる。

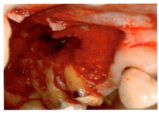
図5　6｜根尖部の骨吸収は4｜相当部まで骨吸収が進んでいた。

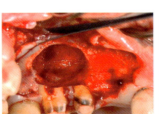
図6　感染部位の除去のために歯根のほとんどを切除した。自然挺出することによって垂直的な骨増大も期待した。

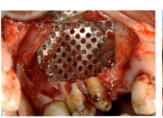
図7　歯冠側を残すことにより歯槽骨を保存し、内側性の骨欠損形態にした。

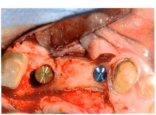
図8　骨再生後、残根を除去し、GBRせずインプラントを埋入した。

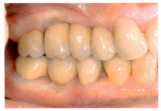
図9　メタルボンドのブリッジをスクリューにて装着した。

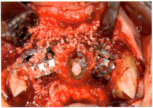
図10　前歯部は外側性の骨欠損のため骨補填材料を使い、骨再生のための血餅が保持しやすい形態を作った。

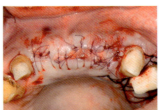
図11　より唇側のボリュームを増やすため、上皮付CTGを行った。

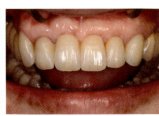
図12　オールセラミックのブリッジを仮着した。

上顎側切歯欠損部をチタンメッシュでGBRし、その後インプラント埋入した症例

金　東淳（東京都開業）

文献：Boyne PJ, Cole MD, Stringer D, Shafqat JP. A technique for osseous restoration of deficient edentulous maxillary ridges. J Oral Maxillofac Surg 1985;43(2):87-91.

症例の概要

初診は2013年11月。29歳、男性。非喫煙者。主訴は前歯の仮歯が取れたとのこと。2|は他院にて約1年前に抜歯され、両隣在歯に仮歯が固定されていたが、脱離したことにより来院した。天然歯を削りたくないという患者の希望もあり、インプラント治療を選択した。抜歯してから時間が経過しており、唇側の骨の造成が必要であった。インプラント埋入に先立ち、チタンメッシュを用いたGBRを行い、骨の再生を確認後インプラントを埋入した。

処置内容とその根拠

術前CTの結果、頬側の骨が不足していたため、インプラント埋入に先立ち、チタンメッシュメンブレンと骨補填材料を用いてGBRを行った。

7ヵ月の治癒期間を待ち、チタンメッシュメンブレンを除去したところ、骨様組織の再生が確認できたので、インプラント（Straumann® ボーンレベル φ4.1×10mm）を埋入した。プロビジョナルレストレーションにて歯肉形態を整え、ジルコニアクラウンにて最終補綴を行った。最終補綴後1年2ヵ月と短期間ではあるが、良好な状態で経過している。

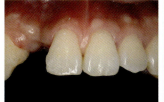
図1　初診時正面観。他院にて抜歯後、約1年経過。

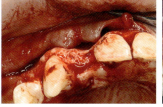
図2　インプラント埋入に先立ち、GBRを行った。2|の唇側に水平的な骨吸収を認めた。

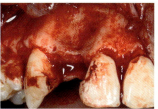
図3　1|の遠心、|3の近心の骨レベルに問題はない。

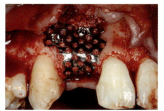
図4　Bio-Oss®を骨欠損部に填入し、その上にチタンメッシュを設置した。

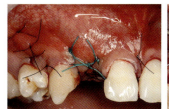
図5　十分な減張切開を加え、テンションフリーの状態で縫合を行った。

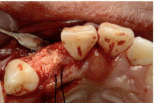
図6　GBR7ヵ月後のインプラント埋入時。2|の唇側に骨様組織の再生が確認できる。

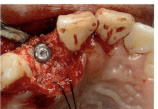
図7　インプラント埋入。スレッドの露出部位にはminor-GBRを行った。

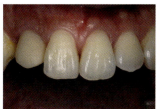
図8　ネジ留め式プロビジョナルレストレーションにてティッシュスカルプティングを行った。

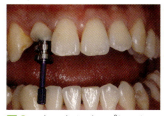
図9　カスタムインプレッションコーピングを用い、印象採得を行った。

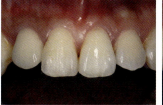
図10　上部構造装着時。ジルコニアアバットメント、ジルコニアクラウンによる最終補綴。

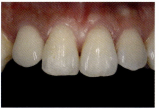
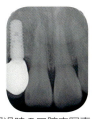
図11、12　最終補綴装着後1年2ヵ月経過時の口腔内写真とデンタルX線写真（歯科技工担当：新生会技工部　坂口大悟氏）。

1. **Membrane**
2. Digital Dentistry
3. Orthodontic Implant
4. Maxillary Sinus Floor Elevation
5. Implant Overdenture
6. Implant Esthetic
7. Immediate Implant Placement
8. Implant Soft Tissue Management
9. Management of Complications in Implant Dentistry
10. Implant Occlusion

3 チタンメッシュを用いて骨造成を行った症例

木村茂夫（長野県開業）

文献：Corinaldesi G, Pieri F, Marchetti C, Fini M, Aldini NN, Giardino R. Histologic and histomorphometric evaluation of alveolar ridge augmentation using bone grafts and titanium micromesh in humans. J Periodontol 2007 ;78(8):1477-1484.

症例の概要

初診は2007年12月。54歳、女性。主訴は咀嚼障害とインプラント治療を希望して来院。特記事項なし。喫煙者。現病歴は他院にて4|5インプラント埋入するも4|5脱落。4|再埋入するも動揺大。

口腔内所見はう蝕、歯周病の進行、不適合補綴装置、過蓋咬合、咬合支持が喪失し顎位が低下。下顎左側は歯槽堤が高度に吸収し、垂直的骨造成が必要と思われた。

処置内容とその根拠

高度に吸収した歯槽堤に対し、チタンメッシュを用いて垂直的骨造成の後、2回法によりインプラント治療を行った。その結果、術後4年が経過し咬合支持も確保され咀嚼機能、審美性も回復し患者は十分満足しており経過良好。付着歯肉の確保のため遊離歯肉移植手術が望まれるが患者の同意を得られていない。今後注意深い経過観察が必要と思われた。

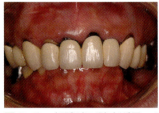 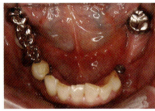 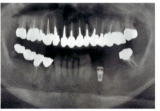 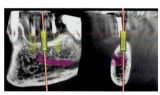

図1、2　初診時口腔内所見。う蝕、歯周病の進行、不適合補綴装置、過蓋咬合、咬合支持が喪失し顎位の低下を認める。

図3　初診時パノラマX線写真。4|5は他院にてインプラント埋入、脱落の結果、歯槽堤が高度に吸収。再埋入した4|もその後自然脱落した。

図4　CTによるインプラント埋入シミュレーション画像。歯槽堤が高度に吸収しており垂直的骨造成が必要。

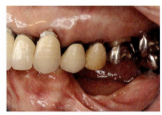 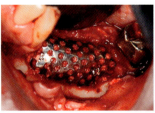 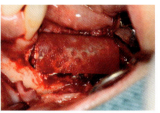 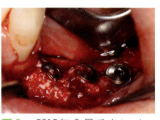

図5　術前の口腔内所見。下顎左側は歯槽堤が高度に吸収している。

図6　2011年11月4|56骨造成手術：Bio-Oss®に自家骨を加え、チタンメッシュにて被覆しマイクロスクリューにて固定。

図7　さらにBIOMEND®にて被覆。十分に減張切開を加えてテンションフリーで縫合。

図8　2012年9月チタンメッシュ除去、同時にプラトンインプラント Type IV（HA）3本埋入、部分的に骨造成を行う。

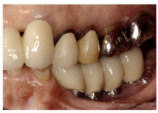 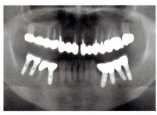 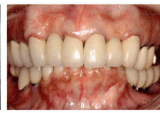 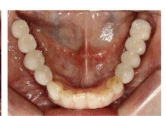

図9　7|抜歯、同部にインプラント追加埋入。2013年12月4|567上部構造体装着。

図10　術後4年経過時のパノラマX線写真。

図11　同正面観。咬合支持も確保され咀嚼機能、審美性も回復し経過良好。

図12　同下顎咬合面観。

GBRによりインプラント埋入を行った症例

南光　勉（滋賀県勤務）

文献：Zitzmann NU, Schärer P, Marinello CP. Long-term results of implants treated with guided bone regeneration: a 5-year prospective study. Int J Oral Maxillofac Implants 2001;16(3):355-366.

症例の概要

初診は2014年4月。48歳、男性。主訴は6の咬合痛。6のインレーを除去したところ、大きな二次う蝕と歯根に至る破折線を認めたため、保存不可と診断し、抜歯に至った。その後、骨欠損に対し、骨補填材料と吸収性メンブレンを用いてGBRを行った後、インプラント埋入を行い、免荷期間後にプロビジョナルレストレーションで咬合を確認し、最終補綴装置装着を行った。

処置内容とその根拠

6の咬合痛を主訴として来院。6は大きな二次う蝕と歯根に至る破折線を認めたため、保存不可と診断し、抜歯を行った。抜歯後、CT画像で同部位を確認したところ、骨欠損を認めた。このままではインプラント埋入は難しいと判断し、GBRを行い、約8ヵ月経過した時点で骨様組織ができていることを確認し、インプラント埋入を行った。インプラント埋入後、免荷期間後にアバットメント、上部構造を装着した。

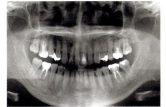
図1　初診時のパノラマX線写真。

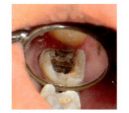
図2　6のインレー除去時の口腔内写真。破折線を認める。

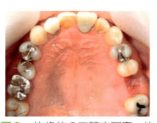
図3　抜歯後の口腔内写真。抜歯窩の治癒を認める。

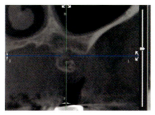
図4　抜歯後、約7ヵ月経過時のCT画像。骨欠損を認める。

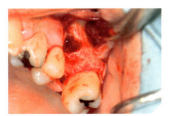
図5　GBR時。CT所見と同様に、頬側骨に欠損を認める。

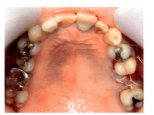
図6　骨補填材料と吸収性メンブレンを用いた。

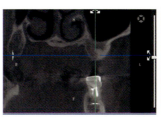
図7　GBR後、約8ヵ月経過時のCT画像。

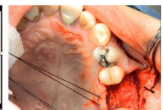
図8　切開・剥離時。骨様組織が出来ているのが確認できる。

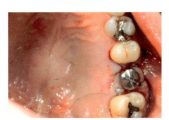
図9　インプラント埋入時の口腔内写真。初期固定は良好である。

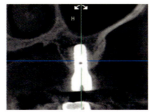
図10　インプラント埋入時のCT画像。頬舌側に十分な骨を認める。

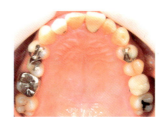
図11　最終補綴装置装着時口腔内写真。上部構造はセメント固定を選択した。

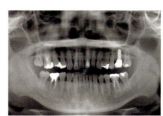
図12　同パノラマX線写真。上部構造とアバットメントとの適合も問題ないことを認める。

1. **Membrane**
2. Digital Dentistry
3. Orthodontic Implant
4. Maxillary Sinus Floor Elevation
5. Implant Overdenture
6. Implant Esthetic
7. Immediate Implant Placement
8. Implant Soft Tissue Management
9. Management of Complications in Implant Dentistry
10. Implant Occlusion

5 上顎前歯抜歯後即時インプラント埋入で早期脱落した後のGBRによるリカバリー症例

平野博之（千葉県開業）

文献：Chen ST, Wilson TG Jr, Hämmerle CH. Immediate or early placement of implants following tooth extraction: review of biologic basis, clinical procedures, and outcomes. Int J Oral Maxillofac Implants 2004;19 Suppl:12-25.

症例の概要

初診は2014年6月。24歳、女性。主訴は前歯がグラグラするとのこと。全身的既往歴に特記事項なし。|1の前装冠がファイバーコアごと脱離し歯根破折を認める。

処置内容とその根拠

|1のCT画像から唇側に破折線を認めた。

バイトが深く、挺出による再補綴は困難と考え、抜歯即時埋入によるインプラント治療を選択した。

抜歯後にインプラント床を形成し、即時埋入を試みたが、抜歯窩にインプラントが誘導されたため、初期固定が得られず早期に脱落した。その後ステージドアプローチに変更。1ヵ月後に撤去し、Cytoplast™と骨補填材料を使用しソケットプリザベーションを行い、4ヵ月後に再埋入し、ジルコニアの上部構造を装着した。

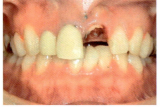
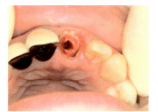
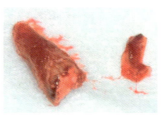
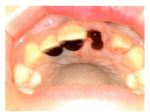

図1 |1がファイバーコアごと脱離。ディープバイトのためエクストルージョンによる歯の保存は困難。

図2 唇側の歯頸部に破折を認めた。

図3 抜去歯。歯根長の1/2程度まで破折していた。

図4 インプラント即時埋入前の抜歯窩洞。

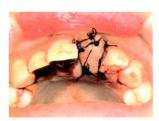
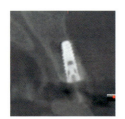
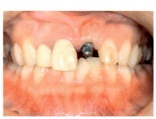
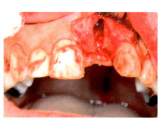

図5 埋入後CGFにて閉鎖。

図6 口蓋側のインプラント窩でなく、唇側寄りのインプラントに誘導された。

図7 1ヵ月後にインプラントは挺出してきている。

図8 撤去し歯肉を剥離すると唇側に大きな骨欠損を認めた。

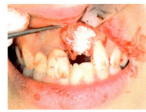
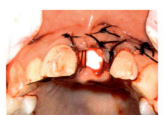
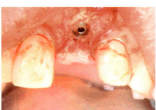
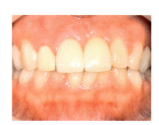

図9 骨補填材料を填入する。

図10 審美領域のため、減張切開はせずにCytoplast™を用いてGBRを行う。

図11 4ヵ月後にインプラントを再埋入した。十分な骨幅が認められる。

図12 ジルコニアの上部構造装着後1年経過時。

1. **Membrane**
2. Digital Dentistry
3. Orthodontic Implant
4. Maxillary Sinus Floor Elevation
5. Implant Overdenture
6. Implant Esthetic
7. Immediate Implant Placement
8. Implant Soft Tissue Management
9. Management of Complications in Implant Dentistry
10. Implant Occlusion

外圧遮断とGBR法を併用し上顎前歯部にインプラント手術を行った症例

藤田陽一（神奈川県開業）

文献：McAllister BS, Haghighat K. Bone augmentation techniques. J Periodontol 2007;78(3):377-396.

症例の概要

　患者は65歳、男性。非喫煙者。既往歴なし。上顎前歯部ブリッジの咀嚼困難を訴える。上顎前歯部ブリッジは10年ほど前に補綴が行われた。補綴装置には動揺があり、原因が二次う蝕と考えられたため、2012年10月口腔内写真、パノラマX線写真、CT撮影および診断用模型を製作し、インプラント治療を行うこととした。また骨量も不足しているため外側性のGBRも行う計画を立てた。

処置内容とその根拠

　ステージドアプローチを行なうこととし、ブリッジの除去後デコルチケーションを行い、HA・β-TCPを用いてGBRを行った。術後シーネ状可撤性即時義歯を装着し審美的・機能的に問題がないようにした。2013年5月CT撮影を行い、骨量の回復確認後、インプラント4本の埋入手術を行った。同年10月に二次手術、印象採得を行い、プロビジョナルレストレーションを装着。2014年1月に最終補綴を行った。

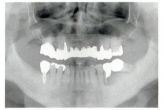
図1　初診時パノラマX線写真。支台歯に二次う蝕がみられる。左下もインプラント治療。

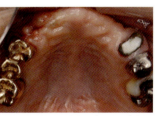
図2　術前CT画像。1|唇舌的幅径に骨量不足がみられる。他部位もほぼ同様の骨量。

図3　上顎前歯部ブリッジ除去時の歯槽堤。頬舌的に狭小の様子がみられる。

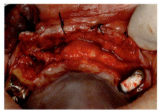
図4　造骨手術フラップを開け、骨露出させる。3|は二次う蝕のため抜歯。

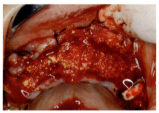
図5　HA・β-TCPに抗生物質であるミノペンを混ぜてGBRを行った。

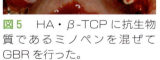

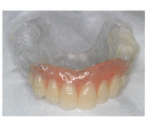
図6　手術後シーネ状可撤性即時義歯を装着し、骨造成部の外圧遮断を行った。

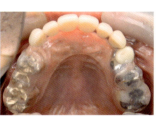
図7　口腔内装着時。粘膜の変化に対しては即時重合レジンで対応。

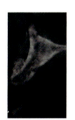
図8　造骨手術後のCT画像。頬舌的幅径の増加がみられる。

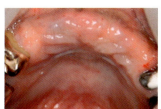
図9　インプラント埋入手術直前の歯槽堤。

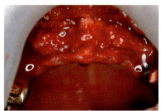
図10　フラップを開けGBR部位確認。頬舌的に増えた骨様組織が確認できる。

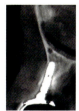
図11　インプラント埋入直後のCT画像。適正な位置に埋入することができた。

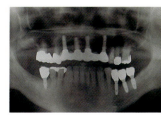
図12　上部構造装着後のパノラマX線写真。

1. Membrane
2. Digital Dentistry
3. Orthodontic Implant
4. Maxillary Sinus Floor Elevation
5. Implant Overdenture
6. Implant Esthetic
7. Immediate Implant Placement
8. Implant Soft Tissue Management
9. Management of Complications in Implant Dentistry
10. Implant Occlusion

2 Digital Dentistry

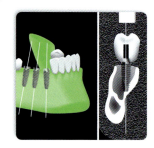

デジタルデンティストリー：
CTなどのデジタルデータを応用した治療システムの1つ。ドリリングやインプラント埋入等の外科処置から印象採得や補綴装置製作まで数多くのシステムが開発されている。

今読むべきインパクトの高いベスト10論文

1 Flügge TV, Nelson K, Schmelzeisen R, Metzger MC. Three-dimensional plotting and printing of an implant drilling guide: simplifying guided implant surgery. J Oral Maxillofac Surg 2013;71(8):1340-1346.
インプラント埋入時のガイドとなる三次元プロットおよびプリント技術：ガイデッドサージェリーのシンプル化

2 Joda T, Brägger U. Complete digital workflow for the production of implant-supported single-unit monolithic crowns. Clin Oral Implants Res 2014;25(11):1304-1306.
インプラント支持型モノリシックシングルクラウンのデジタル製作過程のすべて

3 Wismeijer D, Mans R, van Genuchten M, Reijers HA. Patients' preferences when comparing analogue implant impressions using a polyether impression material versus digital impressions (Intraoral Scan) of dental implants. Clin Oral Implants Res 2014;25(10):1113-1118.
歯科インプラントに対してポリエーテル印象材を用いたアナログインプラント印象と口腔内スキャンによるデジタル印象を行った際の患者の好み

4 Lin WS, Harris BT, Morton D. Use of implant-supported interim restorations to transfer periimplant soft tissue profiles to a milled polyurethane definitive cast. J Prosthet Dent 2013;109(5):333-337.
粉砕ポリウレタン鋳造によるインプラント周囲軟組織プロファイルを複写するためのインプラント支持型補綴装置の使用

5 Tapie L, Lebon N, Mawussi B, Fron Chabouis H, Duret F, Attal JP. Understanding dental CAD/CAM for restorations--the digital workflow from a mechanical engineering viewpoint. Int J Comput Dent 2015;18(1):21-44.
歯科用CAD/CAMによる修復物に対する理解－機械的エンジニアリングの視点からのデジタル作業フロー

6 Stapleton BM, Lin WS, Ntounis A, Harris BT, Morton D. Application of digital diagnostic impression, virtual planning, and computer-guided implant surgery for a CAD/CAM-fabricated, implant-supported fixed dental prosthesis: a clinical report. J Prosthet Dent 2014;112(3):402-408.
CAD/CAMによって製作されたインプラント支持型固定性補綴装置のためのデジタル診断用印象、仮想治療計画立案、コンピュータガイデッドサージェリーの適用：臨床報告

7 Joda T, Brägger U. Time-Efficiency Analysis Comparing Digital and Conventional Workflows for Implant Crowns: A Prospective Clinical Crossover Trial. Int J Oral Maxillofac Implants 2015;30(5):1047-1053.
インプラントクラウン製作の時間効率に関する従来法とデジタル法の比較分析：前向き臨床クロスオーバー試験

8 Favero G, Lang NP, Romanelli P, Pantani F, Caneva M, Botticelli D. A digital evaluation of alveolar ridge preservation at implants placed immediately into extraction sockets: an experimental study in the dog. Clin Oral Implants Res 2015;26(1):102-108.
抜歯窩への即時インプラント埋入時の歯槽堤保存のデジタル評価：イヌを用いた実験的評価

9 Lanis A, Álvarez Del Canto O. The combination of digital surface scanners and cone beam computed tomography technology for guided implant surgery using 3 Shape implant studio software: a case history report. Int J Prosthodont 2015;28(2):169-178.
3 Shape Implant Studio Softwareを用いたガイデッドインプラントサージェリーのためのデジタルサーフェススキャナーとCBCTの併用法：症例報告

10 Hämmerle CH, Cordaro L, van Assche N, Benic GI, Bornstein M, Gamper F, Gotfredsen K, Harris D, Hürzeler M, Jacobs R, Kapos T, Kohal RJ, Patzelt SB, Sailer I, Tahmaseb A, Vercruyssen M, Wismeijer D. Digital technologies to support planning, treatment, and fabrication processes and outcome assessments in implant dentistry. Summary and consensus statements. The 4th EAO consensus conference 2015. Clin Oral Implants Res 2015;26 Suppl 11:97-101.
歯科インプラントの治療計画、治療、加工工程、結果評価におけるデジタル技術の応用について。概要と統一見解。第4回EAO会議 (2015)

1. Membrane
2. Digital Dentistry
3. Orthodontic Implant
4. Maxillary Sinus Floor Elevation
5. Implant Overdenture
6. Implant Esthetic
7. Immediate Implant Placement
8. Implant Soft Tissue Management
9. Management of Complications in Implant Dentistry
10. Implant Occlusion

Complete digital workflow for the production of implant-supported single-unit monolithic crowns.

インプラント支持型モノリシックシングルクラウンのデジタル製作過程のすべて

Joda T, Brägger U.

目的：このケースシリーズの目的は、モノリシックインプラントクラウンの一連のデジタル製作過程を紹介することである。

材料および方法：6名の患者に対してレジンナノセラミック（RNC）を用いてインプラント支持型クラウンによる治療を行った。小臼歯もしくは大臼歯のティッシュレベル歯科インプラントに対して、初めに口腔内光学スキャン（IOS）、続いてCAD/CAMを行い、モノリシッククラウンを新規既製チタン製アバットメント（グループA）もしくはCAD/CAMにてカスタムメイドされたチタン製アバットメント（グループB）のどちらかに装着した。製作費用に関してもチェアサイドと技工ステップで調査した。さらに審美面について2グループ間で評価した。

結果：デジタル製作されたRNCクラウンはすべての臨床的要求をクリアすることはなかった。全工程に要した平均作業時間に明らかな違いを示した（グループA：65.3分、グループB：86.5分）。審美的評価は、グループAにおいて良好な結果を示した。

結論：臼歯部領域における1歯欠損回復に対してCAD/CAM技術を応用した一連の製作過程におけるモノリシックRNCクラウンの既製もしくはカスタムアバットメントは有用かつ簡便な方法であると考えられる。しかしながら、フルカントゥアの材料としてのRNCは研究段階であり、さらに長期的フォローアップ調査を行った大規模臨床試験が必要であることが示唆された。

（Clin Oral Implants Res 2014;25(11):1304-1306.）

OBJECTIVES: The aim of this case series was to introduce a complete digital workflow for the production of monolithic implant crowns.
MATERIAL AND METHODS:
Six patients were treated with implant-supported crowns made of resin nano ceramic (RNC). Starting with an intraoral optical scan (IOS), and following a CAD/CAM process, the monolithic crowns were bonded either to a novel prefabricated titanium abutment base (group A) or to a CAD/CAM-generated individualized titanium abutment (group B) in premolar or molar sites on a soft tissue level dental implant. Economic analyses included clinical and laboratory steps. An esthetic evaluation was performed to compare the two abutment-crown combinations.
RESULTS: None of the digitally constructed RNC crowns required any clinical adaptation. Overall mean work time calculations revealed obvious differences for group A (65.3 min) compared with group B (86.5 min). Esthetic analysis demonstrated a more favorable outcome for the prefabricated bonding bases.
CONCLUSIONS: Prefabricated or individualized abutments on monolithic RNC crowns using CAD/CAM technology in a model-free workflow seem to provide a feasible and streamlined treatment approach for single-edentulous space rehabilitation in the posterior region. However, RNC as full-contour material has to be considered experimental, and further large-scale clinical investigations with long-term follow-up observation are necessary.

Patients' preferences when comparing analogue implant impressions using a polyether impression material versus digital impressions (Intraoral Scan) of dental implants.

歯科インプラントに対してポリエーテル印象材を用いたアナログインプラント印象と口腔内スキャンによるデジタル印象を行った際の患者の好み

Wismeijer D, Mans R, van Genuchten M, Reijers HA.

目的：本臨床試験の第1の目的は、審美領域以外でのインプラント修復の際にアナログ印象と口腔内スキャン（IO scan）を使用する方法に対する患者の感覚を評価することである。2番目はこれら2種類の方法に要する時間の違いを調査することである。

材料および方法：オランダにおけるインプラント紹介診療所において審美領域以外で41本のインプラント（Straumann ティッシュレベル）治療を受けたトータル30名の患者を対象とした。患者は1診療日でインプラント支台のクラウンまたはブリッジ製作に関わる治療を行った際に、最終印象としてアナログテクニックと口腔内スキャンの両方を用いた。治療終了後すぐに患者に両方のテクニックの感触についてアンケート用紙に記入することで質問を行い比較した。また、これら2種類の方法に要した時間についても記録した。

結果：治療前の準備、印象材の味や全体的な患者の好みに関して IO scan が有意に好まれた。咬合採得時にスキャン機器のヘッド部による咽頭反射が IO scan でみられる傾向にあったが、その影響は少なかった。IO scan にかかる時間はアナログ印象に比べてより少ないと感じる傾向にあった。実際には、トータルで要する時間はアナログ印象が IO スキャンより少なかった。

結論：今回の調査より、患者の全体的な好みは IO scan を用いた方法が有意であった。この傾向は主に味の影響や事前準備に関する質問事項の結果の相違にも関係している。また、患者は IO scan に要する時間をアナログ印象よりも少なく感じていることがわかった。

（Clin Oral Implants Res 2014;25(10):1113-1118.）

OBJECTIVES: The primary objective of this clinical study was to assess the patients' perception of the difference between an analogue impression approach on the one hand and an intra-oral scan (IO scan) on the other when restoring implants in the non-aesthetic zone. A second objective was to analyse the difference in time needed to perform these two procedures.
MATERIALS AND METHODS: Thirty consecutive patients who had received 41 implants (Straumann tissue level) in the non-aesthetic zone in an implant-based referral practice setting in the Netherlands. As they were to receive crown and or bridge work on the implants, in one session, the final impressions were taken with both an analogue technique and with an intraoral scan. Patients were also asked if, directly after the treatment was carried out, they would be prepared to fill out a questionnaire on their perception of both techniques. The time involved following these two procedures was also recorded.
RESULTS: The preparatory activities of the treatment, the taste of the impression material and the overall preference of the patients were significantly in favour of the IO scan. The bite registration, the scan head and gag reflex positively tended to the IO scan, but none of these effects were significant. The overall time involved with the IO scan was more negatively perceived than the analogue impression. Overall less time was involved when following the analogue impression technique than with the IO scan.
CONCLUSIONS: The overall preference of the patients in our sample is significantly in favour of the approach using the IO scan. This preference relates mainly to the differences between the compared approaches with respect to taste effects and their preparatory activities. The patients did perceive the duration of IO scan more negatively than the analogue impression approach.

Digital technologies to support planning, treatment, and fabrication processes and outcome assessments in implant dentistry. Summary and consensus statements. The 4th EAO consensus conference 2015.

歯科インプラントの治療計画、治療、加工工程、結果評価におけるデジタル技術の応用について。概要と統一見解。第4回EAO会議（2015）

Hämmerle CH, Cordaro L, van Assche N, Benic GI, Bornstein M, Gamper F, Gotfredsen K, Harris D, Hürzeler M, Jacobs R, Kapos T, Kohal RJ, Patzelt SB, Sailer I, Tahmaseb A, Vercruyssen M, Wismeijer D.

目的：このワーキンググループの任務は、従来の加工法と比較してコンピュータ支援によるインプラント計画、埋入、そしてコンピュータによる機能再構成時の加工技術、さらに最新の画像処理を用いた治療結果の評価に関して現在の考えを評価することである。

材料および方法：3編のレビューが近年発表された論文の評価として用いられ、ディスカッションやコンセンサスレポートはその基本的概念を示している。1編のレビューはインプラント治療計画と部分欠損や全顎無歯顎患者へのインプラント埋入にコンピュータ技術を用いた論文を扱っている。2番目は最新技術と治療結果の評価法にフォーカスしており、3番目はCAD/CAMによる加工再構築を従来法と比較した論文である。

結果：上記内容に関する統一見解、臨床上推奨される考え、研究からの示唆について、コンセンサス会議の総会によって承認された内容について本論文は記述された。この3編の論文（Vercruyssenら、Patzelt&Kohal、Benicら）は、このコンセンサス会議の補足の一部としてそれぞれ発表された。

（Clin Oral Implants Res 2015;26 Suppl 11:97-101.）

OBJECTIVE: The task of this working group was to assess the existing knowledge in computer-assisted implant planning and placement, fabrication of reconstructions applying computers compared to traditional fabrication, and assessments of treatment outcomes using novel imaging techniques.
MATERIAL AND METHODS: Three reviews were available for assessing the current literature and provided the basis for the discussions and the consensus report. One review dealt with the use of computers to plan implant therapy and to place implants in partially and fully edentulous patients. A second one focused on novel techniques and methods to assess treatment outcomes and the third compared CAD/CAM-fabricated reconstructions to conventionally fabricated ones.
RESULTS: The consensus statements, the clinical recommendations, and the implications for research, all of them after approval by the plenum of the consensus conference, are described in this article. The three articles by Vercruyssen et al., Patzelt & Kohal, and Benic et al. are presented separately as part of the supplement of this consensus conference.

1. Membrane
2. **Digital Dentistry**
3. Orthodontic Implant
4. Maxillary Sinus Floor Elevation
5. Implant Overdenture
6. Implant Esthetic
7. Immediate Implant Placement
8. Implant Soft Tissue Management
9. Management of Complications in Implant Dentistry
10. Implant Occlusion

7 ガイドシステムを用いてインプラント治療を行った症例

青柳恵子(長野県勤務)

文献：Valente F, Schiroli G, Sbrenna A. Accuracy of computer-aided oral implant surgery: a clinical and radiographic study. Int J Oral Maxillofac Implants 2009;24(2):234-242.

症例の概要

初診は2014年4月。61歳、女性。非喫煙者。
主訴：右下で噛むとズキンとした。
現病歴：16年前に6̄の修復処置を行い、以後経過良好であった。3年前に食事中、一度痛んだが、その後は気にならなくなった。1ヵ月前から再び咬合痛を自覚し来院した。
現症：主訴である6̄に歯肉の炎症があり、近心根を取り囲む大きな透過像が認められ、咬合痛による咀嚼困難があった。

既往歴に特記事項はなく、診断名は6̄歯根破折である。

処置内容とその根拠

歯周基本治療を行い、6̄近心根抜歯と同時にソケットプリザベーションを行った。患者はインプラント治療を希望し、家庭の事情で2年後の埋入を希望された。遠心根にクラウンを装着し、隣在歯の傾斜や対合歯の挺出を防ぎ、経過観察を行った。

インプラント埋入窩形成の際に、遠心根抜歯後の軟らかい骨の方へドリルが流されないようサージカルテンプレートを使用したことは、理想的な位置に埋入するための有効な手段であると思われる。

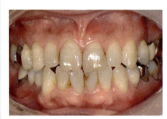
図1 初診時正面観。

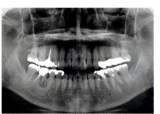
図2 同パノラマX線写真。6̄に透過像を認める。

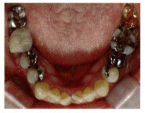
図3 同下顎咬合面観。

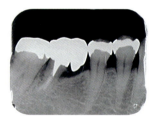
図4 遠心根を一時的に補綴した。

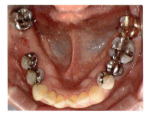
図5 抜歯後下顎咬合面観。

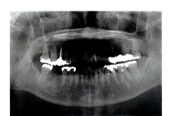
図6 同パノラマX線写真。

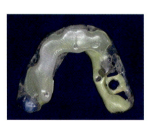
図7 サージカルテンプレート。

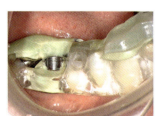
図8 サージカルテンプレートの適合は良好であった。

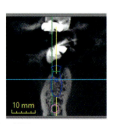
図9 CTシミュレーション画像(Straumann® ø4.8×10mm)。

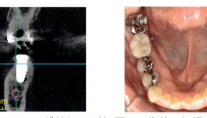
図10 プランニングどおりの結果が得られた。

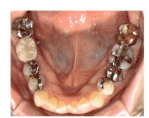
図11 術後1年経過メインテナンス時下顎咬合面観。

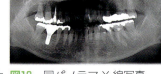
図12 同パノラマX線写真。

デジタルアバットメントのメリットを享受した症例

新井康之（東京都勤務）

文献：Linkevicius T, Apse P, Grybauskas S, Puisys A. The influence of soft tissue thickness on crestal bone changes around implants: a 1-year prospective controlled clinical trial. Int J Oral Maxillofac Implants 2009;24(4):712-719.

症例の概要

現在、欠損治療に選択されることが多いインプラント治療だが、その予後にアバットメントの形状も関与する。今回、多くの選択肢の中でCAD/CAMで製作するデジタルアバットメントを選択したことでリカバリーすることができ、良好な結果を得たため報告する。

患者は32歳、男性。欠損部に歯を入れたいという主訴で来院。7欠損に対してインプラント治療を行った。インプラントはANKYLOS®、アバットメントはATLANTIS™を選択し補綴を行った。

処置内容とその根拠

今回、骨縁下埋入のANKYLOS®とデジタルアバットメントのATLANTIS™を選択した理由は、清掃性の高いエマージェンスプロファイルの付与、セメント除去のしやすいマージン形態の獲得であった。実際に装着したアバットメントと周囲組織の適合性は良好で歯肉との調和がとれていた。しかし、不用意な操作によりアバットメントスクリューを破損してしまったが、同形態のアバットメントを複製してクラウンを再製することなく最終補綴装置装着に至った。

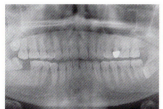 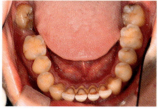 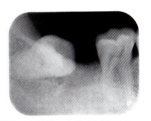 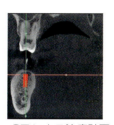

図1　初診時パノラマX線写真。7へのインプラント治療と8の抜歯を計画した。
図2　同口腔内写真。
図3　同デンタルX線写真。
図4　CTによる治療計画。インプラントはφ3.5×9.5mmのANKYLOS®を選択した。

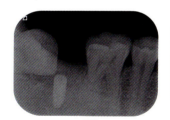 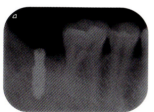 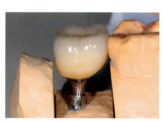 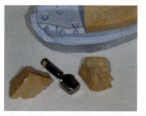

図5　干渉する8の歯冠を削合してから骨縁下3mmへ埋入。埋入1ヵ月後に抜歯。
図6　通法どおり3ヵ月の免荷期間を経て二次手術を行い、印象採得へ移行した。
図7　アバットメントはATLANTIS™を選択した。移行的な歯肉下縁形態が形成されている。
図8　しかし不用意な操作でアバットメントスクリューがなめられて撤去できなくなった。

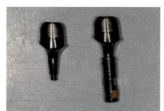 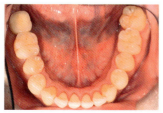 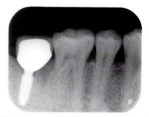 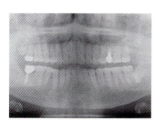

図9　データをもとにアバットメントを複製した。左が複製したものである。
図10　口腔内に装着した上部構造。周囲歯肉と調和している。
図11　装着後1年経過時デンタルX線写真。周囲組織は安定している。
図12　同パノラマX線写真。

1. Membrane
2. Digital Dentistry
3. Orthodontic Implant
4. Maxillary Sinus Floor Elevation
5. Implant Overdenture
6. Implant Esthetic
7. Immediate Implant Placement
8. Implant Soft Tissue Management
9. Management of Complications in Implant Dentistry
10. Implant Occlusion

9 Guided Surgery system ; NobelGuide® and Straumann® Guide

砂盃　清（群馬県開業）

文献：Sarment DP, Sukovic P, Clinthorne N. Accuracy of implant placement with a stereolithographic surgical guide. Int J Oral Maxillofac Implants 2003;18(4):571-577.

症例の概要

初診は2015年7月。67歳、男性。欠損部にインプラントを入れたいとの主訴で、近隣歯科医院より紹介。初診時の上顎は無歯顎で総義歯が装着済みであった。

初診時歯式：

| | 6 5　3 | 1 2 3 4 5 6 |

術後歯式：

| ▲△▲▲▲△ | △▲△△▲▲ |
| ▲▲▲　3 | 1 2 3 4 ▲▲▲ |

（▲：インプラント埋入部、△：インプラントブリッジのポンティック部）

処置内容とその根拠

上顎では、粘膜支持タイプのサージカルテンプレートであるNobelGuide® を使用し、非切開なインプラント埋入手術を行った。下顎では、CT Data(DICOM)と診断用 Setup Data(STL)を融合させ、NobelGuide® とCARES® 3DGuide を使用しインプラントを埋入。免荷期間を経て上部構造を装着した。粘膜支持タイプのサージカルテンプレートではNobelGuide® が応用しやすく、歯牙支持タイプのサージカルテンプレートではStraumann® Guide が応用しやすかった。

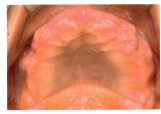
図1　初診時上顎咬合面観。無歯顎であり総義歯を使用。

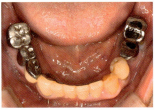
図2　同下顎咬合面観。臼歯部においては重度慢性辺縁性歯周炎にて抜歯予定。

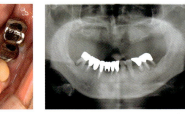
図3　同パノラマX線写真。CT精査においてもインプラント治療が可能と診断。

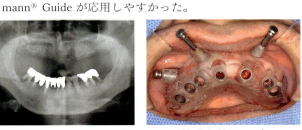
図4　粘膜支持タイプのNobelGuide® を使用、ガイデッドサージェリーにより、非切開な埋入手術を行った。

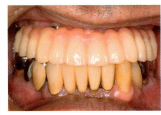
図5　上部構造（Procera CAD/CAMジルコニアフレーム＋セラミックス）をスクリュー固定。

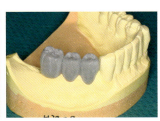
図6　最終補綴を想定したワックスアップと模型をスキャンし、Setup Data(STL)にした。

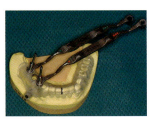
図7　NobelGuide® のレギュラープラットフォームでは、Straumann® Guided のインスツルメントがそのまま使用できる。

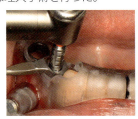
図8　NobelGuide® に、Straumann® Guided のドリルハンドルとミリングカッターを使用。

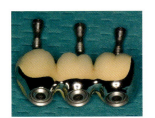
図9　下顎のメタルフレームは、Straumann® CARES® Scanner D7 Plus を使用しミリングセンターへ発注。

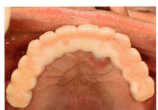
図10　上部構造装着後上顎咬合面観。NobelProcera® インプラントブリッジ。

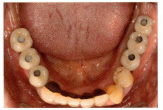
図11　同下顎咬合面観。Straumann® CARES® インプラント連結冠。

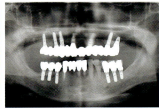
図12　メインテナンス時のパノラマX線写真。インプラント周囲骨は安定している。

下顎大臼歯中間欠損に対しサージカルテンプレートを併用してインプラント埋入した症例

岩井 聡(神奈川県勤務)

文献：Van Assche N, van Steenberghe D, Guerrero ME, Hirsch E, Schutyser F, Quirynen M, Jacobs R. Accuracy of implant placement based on pre-surgical planning of three-dimensional cone-beam images: a pilot study. J Clin Periodontol 2007;34(9):816-821.

症例の概要

初診は2015年7月。70歳、男性。主訴は左下奥歯を噛めるようにしたいとのこと。2年前に歯根破折のため6を抜歯したとのこと。その後、補綴処置を勧められたが、生活に支障がないため放置していた。この頃、欠損部位にものがよく詰まるため、インプラント治療に興味を示し、当院を受診した。全身的既往歴として高脂血症があった。

処置内容とその根拠

左側臼歯部の欠損により対合歯の挺出が生じ、咬合不正がおきたため、前歯部はフレアアウト気味の補綴がなされていた。そのため、まず臼歯部の咬合を安定させ、その後、前歯部の補綴をする計画を立案した。2015年8月、6 中間欠損に Nobel Replace CC PMC(Partially Machined Collar) φ5.0×8mm をサージカルテンプレートを併用して埋入した。6ヵ月後にインプラント上部構造物を装着した。その後、上顎前歯部の補綴治療を行い、審美的にも回復を図った。

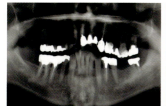
図1 初診時パノラマX線写真。対合歯の挺出を認める。

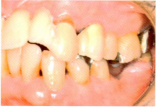
図2 同口腔内写真。咬合平面の歪みを認めた。

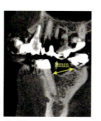
図3 術前のCBCT画像。歯槽骨は幅8mmを認めた。

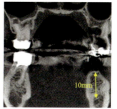
図4 術前のCBCT画像。下歯槽管から10mmの距離を認めた。

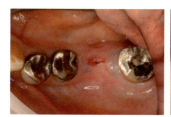
図5 術中写真。切開剥離を最小限に留めた。

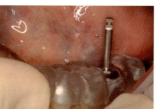
図6 術中写真。ガイドを用いてのドリリング。

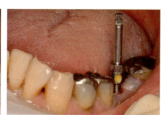
図7 ガイドを外して埋入方向の位置確認を行った。

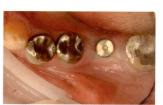
図8 インプラント埋入。初期固定を得られたためヒーリングキャップ装着。

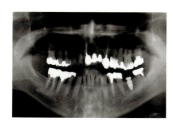
図9 一次手術後のパノラマX線写真。計画どおりに埋入した。

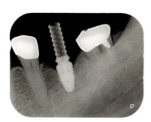
図10 術後6ヵ月経過、プロビジョナルレストレーション装着時のデンタルX線写真。

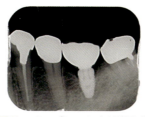
図11 インプラント上部構造物装着時のデンタルX線写真。

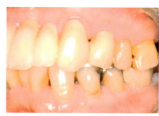
図12 現在の口腔内写真。術後1年6ヵ月経過しており、経過は良好である。

1. Membrane
2. **Digital Dentistry**
3. Orthodontic Implant
4. Maxillary Sinus Floor Elevation
5. Implant Overdenture
6. Implant Esthetic
7. Immediate Implant Placement
8. Implant Soft Tissue Management
9. Management of Complications in Implant Dentistry
10. Implant Occlusion

11 サージカルテンプレートを使用することにより患者のインプラント手術への不安を軽減した症例

江田政嗣（東京都勤務）

文献：Azari A, Nikzad S. Flapless implant surgery: review of the literature and report of 2 cases with computer-guided surgical approach. J Oral Maxillofac Surg 2008;66(5):1015-1021.

症例の概要

　欠損治療においてインプラント治療に不安を抱えている患者は多いように感じる。外科処置に対しての不安を軽減しようと考えた時、いかに安全で安心な手術を受けられるかを患者に理解してもらう必要がある。そこでサージカルテンプレートを使用したフラップレスの埋入計画を提案し、コンピュータ上での埋入シミュレーションを患者に説明することで不安を軽減できるのではないかと考えた。患者は67歳、女性。右下の入れ歯が痛いという主訴で来院した。

処置内容とその根拠

　症例は右下の義歯に不満を抱えている患者に7 5にインプラント治療を提案した。しかしインプラント治療の外科処置に不安を抱えていたため、すぐに同意を得ることができなかった。そこでサージカルテンプレートを使用したフラップレスの埋入計画を提案し、コンピュータ上で埋入シミュレーションを見せた。

　埋入の正確性や安全性を理解してもらい、安心・安全に手術を行えることを説明したところ、インプラント治療への同意を得ることができた。

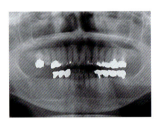
図1　パノラマＸ線写真。5のカンチレバーを除去し、7 5に埋入する計画をたてた。

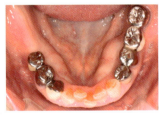
図2　初診時口腔内写真。

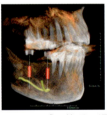
図3　スリーブの位置と埋入予定部位、下顎管との距離に問題ないことを確認した。

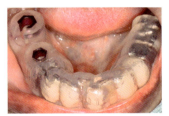
図4　今回サージカルテンプレートはSIMPLANT®を使用した。適合は良好であった。

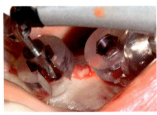
図5　7への埋入は開口量を考慮し、ラテラルアクセスできるスリーブを使用した。

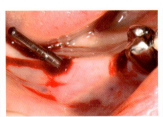
図6　サージカルテンプレートを外して埋入方向を確認した。

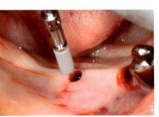
図7　ANKYLOS®インプラントφ3.5×9.5mmを埋入した。

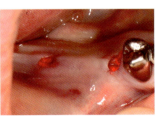
図8　パンチング部位にはテルプラグ®を填入し創傷治癒を促進した。

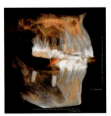
図9　埋入深度、埋入方向ともに問題なく、また隣在歯と下顎管との距離も十分に確保できた。

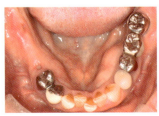
図10　術後2週経過時。患者は術後の侵襲や疼痛の少なさに満足していた。

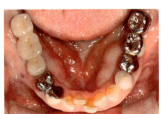
図11　通法どおり3ヵ月の免荷期間をおき上部構造を装着した。

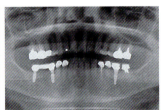
図12　術後2年経過時。インプラント周囲の骨も安定している。

口腔内スキャナーの精度

木村健二（千葉県歯科技工士）

文献：深澤 翔太, 大平 千之, 小林 琢也, 近藤 尚知. 口腔内スキャナーの位置再現精度に関する研究. 岩手医大歯誌 2016;41(1):12.

症例の概要

46歳、女性。4|にStraumann® RNインプラントが埋入された症例。口腔内スキャナーを用いたデジタルワークフローにてインプラント上部構造の製作を行った結果、3Dプリント模型および患者の口腔内に精度良く適合し、今後の可能性を見出すことができた。ブリッジや複雑な症例の場合は、側方運動や技工操作性を考えると、デジタル模型の必要性が感じられる。症例により適した方法での製作を歯科医師と相談していきたい。

処置内容とその根拠

口腔内スキャナーの需要が増えてきたことを考慮し、デジタル歯科技工物の精度を検証したいと考えた。臨床症例において、デジタル印象データから直接デザインしたクラウンを、同一データにて3Dプリントしたデジタル模型、間接法による印象模型、そして口腔内に装着し、それぞれの適合精度を確認した。

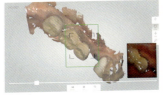
図1 チェアサイドにて口腔内スキャナーを用いたデジタル印象採得を行っている様子。

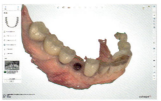
図2 スキャンデータをCADソフトへ取り込む（使用ソフト：3shapeデンタルデザイナー）。

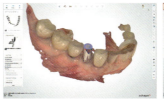
図3 スキャンボディによるインプラントの位置合わせの様子。

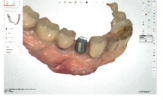
図4 CARES® X-Stream™機能を用いるとカスタムアバットメントとジルコニアクラウンの同時設計が可能である。

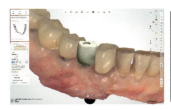
図5 カスタムアバットメント設計後ジルコニアクラウンの設計を行った。

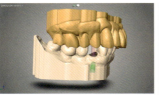
図6 Straumann® CARES®にて印象データより模型データを製作した。

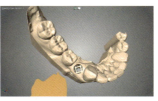
図7 インプラント部には模型完成後、デジタル専用の技工アナログが装着される。

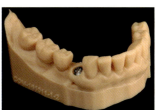
図8 CARES®上でデジタル模型を注文後、ドイツDreve社で3Dプリントが行われた。

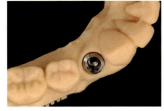
図9 3Dプリント後、インプラントアナログが装着された状態のデジタル模型。

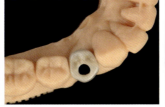
図10 完成した技工物の3Dプリント模型への適合精度は良好であった。

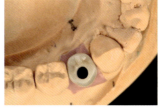
図11 石膏模型への適合はコンタクトがややきつく石膏膨張による間接法の影響が考えられた。

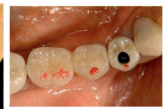
図12 口腔内への技工物の適合精度は良好であった。

1. Membrane
2. Digital Dentistry
3. Orthodontic Implant
4. Maxillary Sinus Floor Elevation
5. Implant Overdenture
6. Implant Esthetic
7. Immediate Implant Placement
8. Implant Soft Tissue Management
9. Management of Complications in Implant Dentistry
10. Implant Occlusion

13 コンピュータガイデッドサージェリーを使用した上顎ボーンアンカードブリッジ症例

斎藤昌司（徳島県開業）

文献：Sarment DP, Sukovic P, Clinthorne N. Accuracy of implant placement with a stereolithographic surgical guide. Int J Oral Maxillofac Implants 2003;18(4):571-577.

症例の概要

　主訴は長時間義歯を入れていると気持ち悪くなる。また、1ヵ月前より左下でものを噛むと痛みがありうまく食事ができないとのこと。現病歴としては2年前に他院にて義歯を装着したが、長時間使用していると気持ち悪くなるとのこと。「7には局所的に深い歯周ポケットが存在した。5|5は動揺度2度。歯周ポケットが5-6mm存在した。診断名は5|5中等度慢性歯周炎。「7歯根破折。既往歴・特記事項はなし。

処置内容とその根拠

　義歯を装着したくないという希望により、インプラント治療を選択した。5|5は保存可能だが審美性・清掃性を考え、抜歯を行い、フルマウスボーンアンカードとした。上顎残存歯を抜歯し、4ヵ月後コンピュータガイデッドサージェリーにてインプラントを埋入した。ソケットリフトは骨補填材料を使用せずAFGのみで行った。ほぼ予定どおりのポジションに埋入することができ、審美性・機能性ともに十分な患者の満足を得ることができている。

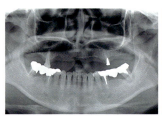
図1　初診時パノラマX線写真。「7は歯根破折している。

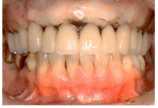
図2　ラジオグラフィックガイド試適時には床の部分に透明レジンを用いて適合を確認する。

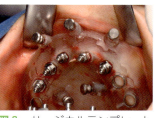
図3　サージカルテンプレートを装着し、右側小臼歯部から左側犬歯部までを初めに埋入した。

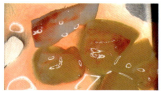
図4　ソケットリフトは骨補填材料を用いずにAFGのみで行った。

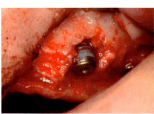
図5　左側小臼歯部は周囲から自家骨を採取し、CGFをメンブレンとし、GBRを行った。

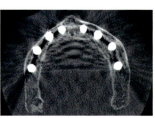
図6　インプラント埋入後のaxial断面。バランス良く埋入できているのがわかる。

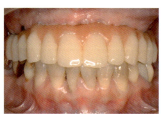
図7　プロビジョナルレストレーションを装着し、審美や機能の確認を行う。

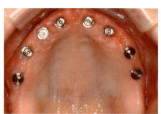
図8　粘膜の治癒・咬合の安定を確認し、最終上部構造の印象を行う。

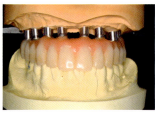
図9　クロスマウントテクニックを用いて咬合器に装着した。

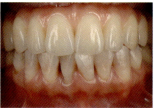
図10　最終上部構造装着後正面観。患者は審美的にも満足している。

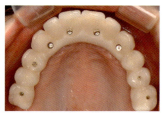
図11　同上顎咬合面観。ほぼ予定どおりの位置に埋入できている。

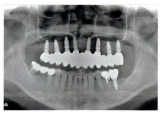
図12　同パノラマX線写真。埋入のバランスは非常に重要である。

14 歯間狭小部位にガイデッドサージェリーにより埋入を行った症例

佐藤文明（東京都開業）

文献：Vasak C, Watzak G, Gahleitner A, Strbac G, Schemper M, Zechner W. Computed tomography-based evaluation of template (NobelGuide™)-guided implant positions: a prospective radiological study. Clin Oral Implants Res 2011 ;22(10):1157-1163.

症例の概要

　解剖学的理由から埋入部位に制限があり、正確性が要求される症例ではガイデッドサージェリーの利点は大きい。本症例は歯間距離が狭小なため、SmartFusion™ を応用した NobelGuide® による埋入を行った。患者は55歳、男性。主訴は5への補綴希望。他院で埋入したインプラントは動揺、脱落のため二度にわたり手術が行われており、不安のため来院。喫煙習慣なし。睡眠時ブラキシズムの指摘はないが、覚醒時ブラキシズム（歯列接触癖）の自覚があった。

処置内容とその根拠

　SmartFusion™ を用いて術前術後の CT 断面像で同じ基準面を製作し、インプラントショルダー部、先端部で NobelGuide® を使用して埋入誤差を測定した。文献ではインプラントショルダーで0.43mm（頬舌）、0.46mm（近遠心）、0.53mm（深度）、先端部でそれぞれ0.7mm、0.63mm、0.52mm とされており、問題ないレベルである。本例においても0.56mm（頬舌）、0.31mm（近遠心）でほぼ同様だった。制限のある部位への埋入にはガイデッドサージェリーは必要不可欠であり、その精度も許容範囲内であると考えられた。

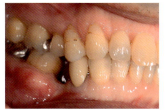
図1　歯間距離は狭く、また軟組織も不足していたが、患者は最低限の外科処置を希望した。

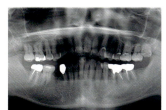
図2　6の近心舌側傾斜で埋入ポジションに制限があるこのケースではガイドは必須である。

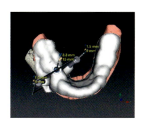
図3　埋入予定部位はインプラントを撤去した骨欠損があり、オトガイ孔直上に位置している。

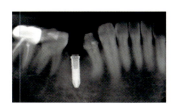
図4　SmartFusion™ を応用した NobelGuide® により正確な埋入が可能である。

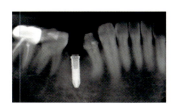
図5　シミュレーション画像。シミュレーションにより、埋入時のイメージもつかみやすい。

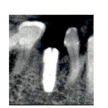
図6　Nobel Biocare® SG NP φ3.3×10mm を予定の位置に埋入できた。

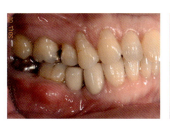
図7　唇側軟組織のボリューム不足に当初 CTG を提案したが、患者は希望しなかった。

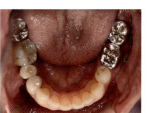
図8　咬合面観。3ヵ月の免荷期間後、スクリューリテインによる上部構造を装着した。

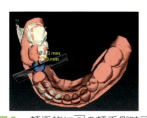
図9　頬舌的に5の頬舌側咬頭を結んだ線を基準線として、CT を用い、埋入ズレを計測した。

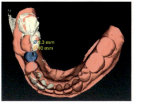
図10　近遠心的には3近心切縁と5の中心窩、6中心窩を結ぶ線を基準線とした。

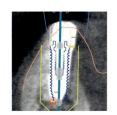
図11　頬舌的にはショルダーで0.56mm、先端で0.43mm のズレがあった。

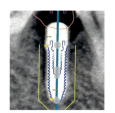
図12　近遠心的にはショルダーで0.31mm、先端で0.33mm のズレがあった。

1. Membrane
2. **Digital Dentistry**
3. Orthodontic Implant
4. Maxillary Sinus Floor Elevation
5. Implant Overdenture
6. Implant Esthetic
7. Immediate Implant Placement
8. Implant Soft Tissue Management
9. Management of Complications in Implant Dentistry
10. Implant Occlusion

15 上顎臼歯部にストローマンガイド・システムを用いた症例

塩澤彰久（群馬県開業）

文献：Valente F, Schiroli G, Sbrenna A. Accuracy of computer-aided oral implant surgery: a clinical and radiographic study. Int J Oral Maxillofac Implants 2009;24(2):234-242.

症例の概要

初診は2016年7月。37歳、男性。主訴は右上の奥歯がなくなっているので歯を入れたいとのこと。抜歯4ヵ月後にストローマンガイド・システムのアナログワークフローに沿って治療を進めていった。インプラント治療のファーストケースで、大きな外科的トラブルもなく、また、シミュレーションどおりの埋入ポジションで治療を完結できたのはサージカルテンプレート使用によるところが大きいと考えられる。

処置内容とその根拠

診断用ワックスアップを基に制作されたスキャンテンプレートを装着した状態でCT撮影を行い、プランニングソフトを用いて埋入ポジションを決定した。

一次手術時に頬側骨欠損に対してBio-Oss®とBIO-MEND®を用いたGBRを併用した。二次手術時にはGBRによって不足した角化粘膜の回復のため、封鎖スクリュー直上の角化粘膜を頬側に移動させた。その後、最終上部構造を装着した。

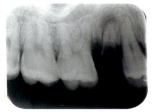 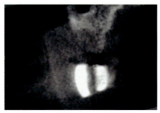 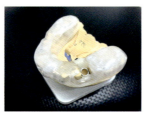 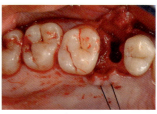

図1 初診時デンタルX線写真。健全歯根長4mmのため保存を断念。　**図2** coDiagnostiX™を用いた埋入計画。頬側骨の吸収が認められる。　**図3** ソフトウェアベースのプランニングによって製作されたサージカルテンプレート。　**図4** インプラント床最終形成完了時。

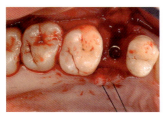 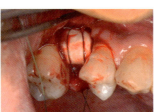 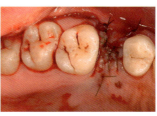 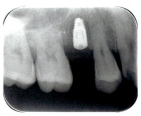

図5 Straumann® BLT インプラント RCφ4.1×8mmを埋入。　**図6** 頬側の骨欠損部にBio-Oss®とBIOMEND®によるGBRを行った。　**図7** 縫合終了時。　**図8** 一次手術終了後デンタルX線写真。

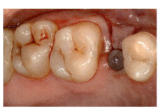 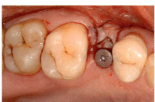 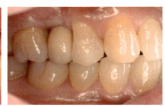 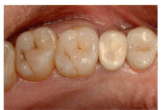

図9 二次手術時、封鎖スクリュー直上の角化歯肉を頬側に移動するように切開。　**図10** 縫合終了時。　**図11** 最終補綴装置装着時側方面観。　**図12** 同咬合面観。スクリュー固定のためコンポジットレジンで封鎖している。

1. Membrane
2. **Digital Dentistry**
3. Orthodontic Implant
4. Maxillary Sinus Floor Elevation
5. Implant Overdenture
6. Implant Esthetic
7. Immediate Implant Placement
8. Implant Soft Tissue Management
9. Management of Complications in Implant Dentistry
10. Implant Occlusion

コンピュータガイドを用いたインプラント症例

田中洋一（神奈川県開業） 16

文献：Schneider D, Marquardt P, Zwahlen M, Jung RE. A systematic review on the accuracy and the clinical outcome of computer-guided template-based implant dentistry. Clin Oral Implants Res 2009;20 Suppl 4:73-86.

症例の概要

患者は50歳、女性。右側で噛めないことと、7⏌の疼痛を主訴に来院。抜歯後、治癒期間を経て、CBCT撮影を行った。シミュレーションソフトにて術前の診査・診断、サージカルテンプレートを製作した。術中フルガイドにて6⏌にインプラントを埋入した。2ヵ月後、二次手術を経て印象採得し、CAD/CAMにて製作したカスタムチタンアバットメント、モノリシックジルコニア、スクリューリテインの補綴装置を提供した。

処置内容とその根拠

術前の画像診断により、硬化性骨炎を疑う所見のある部位への埋入を回避した。歯牙支持のサージカルテンプレート手術は誤差が少なく、フリーハンドでの埋入と比べてより安全・正確にインプラントの埋入が可能である。CAD/CAM技術を用いたカスタムアバットメント、モノリシックジルコニアクラウンは適合精度がよい。シミュレーションソフトによる画像診断、インプラント埋入シミュレーションは、術前の診査・診断に有効である。

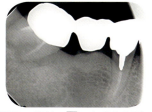
図1 術前。7⏌の疼痛を主訴に来院。7⏌は慢性根尖性歯周炎により抜歯。

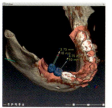
図2 ワックスアップを行い、7⏌6⏌のインプラント埋入をシミュレーションした。

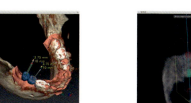
図3 7⏌埋入予定部位は厚い皮質骨を認めた。血流の低下した部位への埋入はリスクと判断した。

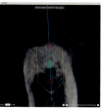
図4 6⏌にインプラント埋入を計画。

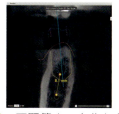
図5 下顎管まで十分な安全域。ワックスアップの位置を参考にポジションを決定。

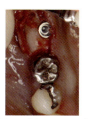
図6 サージカルテンプレートを使用。ドリリングからインプラント埋入までフルガイドで行った。

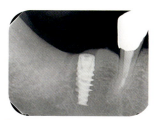
図7 ノーベルアクティブRp φ4.3×11.5mmを埋入。

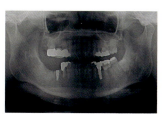
図8 カバースクリューを締結し、粘膜下治癒とした。

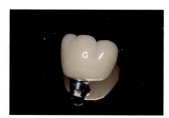
図9 CAD/CAMにて、チタンアバットメント、モノリシックジルコニアの補綴装置を装着。

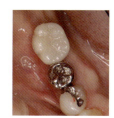
図10 術前のシミュレーションどおりに治療は進んだ。アクセスホールの位置も適切である。

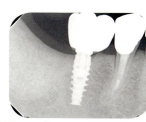
図11 プラットフォームシフティングタイプのインプラントを使用した。

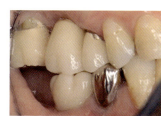
図12 術後1年経過時。インプラント周囲2mmの角化粘膜を確保できた。

1. Membrane
2. **Digital Dentistry**
3. Orthodontic Implant
4. Maxillary Sinus Floor Elevation
5. Implant Overdenture
6. Implant Esthetic
7. Immediate Implant Placement
8. Implant Soft Tissue Management
9. Management of Complications in Implant Dentistry
10. Implant Occlusion

17 左下大臼歯にCEREC Guide 2を使ってOsseo Speed™ TX Profileを埋入した症例　松浦宏彰（東京都開業）

文献：Valente F, Schiroli G, Sbrenna A. Accuracy of computer-aided oral implant surgery: a clinical and radiographic study. Int J Oral Maxillofac Implants 2009;24(2):234-242.

症例の概要

患者は42歳、女性。主訴は噛むと左下に違和感があるとのこと。現症は左下のブリッジは20年くらい前に装着した離底型タイプである。1年ほど前から硬いものを噛むと違和感が出始めた。何もしていない時には症状はない。両隣在歯に打診痛はない。

処置内容とその根拠

手術前に模型をスキャンしてCTとマッチングさせて埋入深度と傾斜とCEREC Guide 2を設計する。2016年12月手術。OsseoSpeed™ TX Profile（φ4.5×9mm）埋入。その後ヒーリングアバットメントを装着した。2017年3月精密印象。2017年4月上部構造装着。

OsseoSpeed™ TX Profileは頬側と舌側のフィクスチャーの高さが1.5mm違うため、CT上で上手く深度を調整すれば、比較的外科的侵襲のあるGBRなしでも埋入が可能である。たとえ深度が深くなったとしても、ATLANTIS™アバットメントを使用すれば歯肉の状態に合わせて立ち上がりを調整できる。その結果として、自然なエマージェンスプロファイルを付与した形態の上部構造を製作することが可能である。症例によってはこれらを組み合わせることは非常に有効な方法だと考えられる。

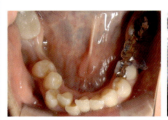
図1　術前口腔内写真。離底型のブリッジが装着されていた。

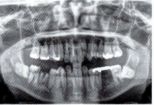
図2　同パノラマX線写真。

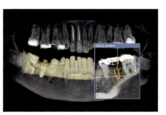
図3　CTと模型をスキャンし、マッチングさせた状態。

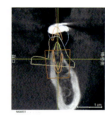
図4　CEREC Guide 2の設計を行う。

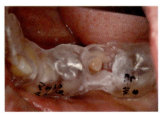
図5　完成したCEREC Guide 2を口腔内に試適して適合を確認した。

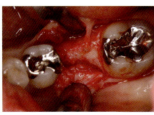
図6　顎堤は頬側が吸収している。

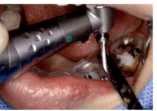
図7　術中の様子。スリーブキーを用いて拡大する。

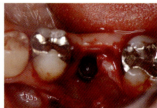
図8　埋入時口腔内写真。頬側を低い位置に設置することで歯槽骨内に埋入できた。

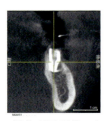
図9　術後CT画像。ほぼ計画どおりに埋入できた。

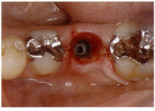
図10　2ヵ月後のヒーリングアバットメント脱着時。

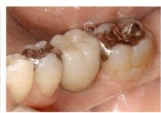
図11　最終補綴装置装着時口腔内写真。

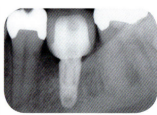
図12　同デンタルX線写真。

1. Membrane
2. **Digital Dentistry**
3. Orthodontic Implant
4. Maxillary Sinus Floor Elevation
5. Implant Overdenture
6. Implant Esthetic
7. Immediate Implant Placement
8. Implant Soft Tissue Management
9. Management of Complications in Implant Dentistry
10. Implant Occlusion

IOSを使用しONE ABUTMENT ONE TIME CONCEPTで行った症例

若井広明（東京都開業） 18

文献：Atieh MA, Tawse-Smith A, Alsabeeha NHM, Ma S, Duncan WJ. The One Abutment-One Time Protocol: A Systematic Review and Meta-Analysis. J Periodontol 2017;88(11):1173-1185.

症例の概要

患者は50代、女性。右上の審美性改善と3｜のインプラント治療を希望。その際、仮歯脱離の不安を訴えていた。そこでアバットメントの着脱回数がインプラント周囲骨吸収に影響を及ぼす報告があることや、審美部位を考慮しインプラント埋入即時ファイナルアバットメント装着を計画した。その際、苦慮する点としてあらかじめファイナルアバットメントを装着した後のファイナルクラウン印象とアバットメントとの適合や調整等の問題である。そこで今回印象から治療計画・インプラント埋入、そして最終補綴までの流れをすべてデジタルで行うことでそれらの問題を解消した。

処置内容とその根拠

近年、デジタル技術の進歩は目まぐるしく歯科分野での応用も積極的に取り入れられている。その中でもIntra Oral Scannerでのデジタル印象の技術革新は補綴術式の流れに変化をもたらした。今回ポンティック部位に患者がインプラント治療を希望し、即日にファイナルカスタムアバットメント装着およびにファイナルクラウンを試適、その後プロビジョナルレストレーションを仮着し患者の審美的不安を解消するとともにアバットメントの着脱をなくした症例について術式を交え報告する。

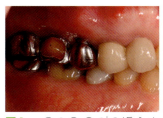

図1 ⑦6⑤④3｜の近心カンチレバー。メタルの審美性改善と3｜インプラント治療を希望。

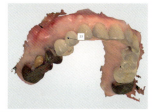

図2 Intra Oral Scannerによりデジタル印象を採得（表面データ）。

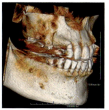

図3 骨データをCTのDICOMにより取得。

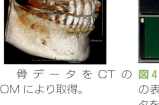

図4 Intra Oral Scannerの表面データとCTの骨データを重ね合わせる。

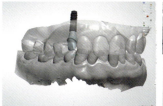

図5 CADで咬合関係を確認し、インプラント埋入位置決定。

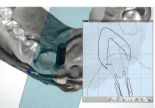

図6 アバットメントデザインおよび補綴デザインを決定する。

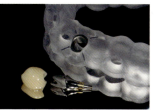

図7 シミュレーションから埋入用ガイドも同時に製作。

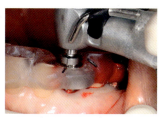

図8 術中、インプラント埋入深度はマーキングに合わせる。

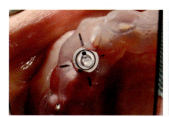

図9 埋入ポジション決定のためガイド付与のグルーブに正確に合わせる。

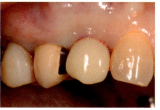

図10 プロビジョナルレストレーションを咬合接触させず装着。

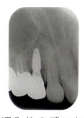

図11 埋入後のデンタルX線写真。

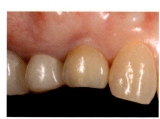

図12 上部構造装着後6ヵ月経過時。周囲組織は安定している。

47

1. Membrane
2. Digital Dentistry
3. Orthodontic Implant
4. Maxillary Sinus Floor Elevation
5. Implant Overdenture
6. Implant Esthetic
7. Immediate Implant Placement
8. Implant Soft Tissue Management
9. Management of Complications in Implant Dentistry
10. Implant Occlusion

3 Orthodontic Implant

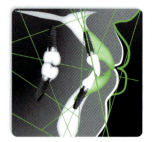

矯正用インプラント：
顎骨内に埋入された矯正治療のための固定源をインプラントアンカー、固定源となる人工物をアンカーインプラントと呼ぶ。アンカーインプラントとしてスクリューインプラントなどが用いられる。顎骨に固定源を求めるため、従来の歯を固定源としたものより強固な固定が期待できる。

今読むべきインパクトの高いベスト10論文

1 Kapila S, Conley RS, Harrell WE Jr. The current status of cone beam computed tomography imaging in orthodontics. Dentomaxillofac Radiol 2011;40(1):24-34.
矯正治療へのCBCT画像の有用性に関する現状

2 Schätzle M, Männchen R, Zwahlen M, Lang NP. Survival and failure rates of orthodontic temporary anchorage devices: a systematic review. Clin Oral Implants Res 2009;20(12):1351-1359.
矯正用固定源装置の生存率と失敗率：システマティックレビュー

3 Moon CH, Lee DG, Lee HS, Im JS, Baek SH. Factors associated with the success rate of orthodontic miniscrews placed in the upper and lower posterior buccal region. Angle Orthod. 2008;78(1):101-106.
上下顎臼歯部頬側領域における矯正用ミニスクリューの成功率に影響する因子

4 Lim SA, Cha JY, Hwang CJ. Insertion torque of orthodontic miniscrews according to changes in shape, diameter and length. Angle Orthod 2008;78(2):234-240.
形状、直径、長さの違いによる矯正用ミニスクリューの挿入トルク

5 Reynders R, Ronchi L, Bipat S. Mini-implants in orthodontics: a systematic review of the literature. Am J Orthod Dentofacial Orthop 2009;135(5):564.e 1 -19; discussion 564-5.
矯正用ミニインプラントについて：システマティックレビュー

6 Papageorgiou SN, Zogakis IP, Papadopoulos MA. Failure rates and associated risk factors of orthodontic miniscrew implants: a meta-analysis. Am J Orthod Dentofacial Orthop 2012;142(5):577-595.e7.
矯正用ミニスクリューインプラントの失敗率と関連するリスクファクター：メタ分析

7 Ono A, Motoyoshi M, Shimizu N. Cortical bone thickness in the buccal posterior region for orthodontic mini-implants. Int J Oral Maxillofac Surg 2008;37(4):334-340.
矯正用ミニインプラントに関する臼歯部頬側領域の皮質骨の厚み

8 Chen YH, Chang HH, Chen YJ, Lee D, Chiang HH, Yao CC. Root contact during insertion of miniscrews for orthodontic anchorage increases the failure rate: an animal study. Clin Oral Implants Res 2008;19(1):99-106. Epub 2007 Oct 23.
矯正用固定源としてのミニスクリュー挿入時の歯根接触は失敗率を高める：動物実験のデータより

9 Chen Y, Kyung HM, Zhao WT, Yu WJ. Critical factors for the success of orthodontic mini-implants: a systematic review. Am J Orthod Dentofacial Orthop 2009;135(3):284-291.
矯正用ミニインプラントの成功に影響する重要な因子：システマティックレビュー

10 Aboul-Ela SM, El-Beialy AR, El-Sayed KM, Selim EM, El-Mangoury NH, Mostafa YA. Miniscrew implant-supported maxillary canine retraction with and without corticotomy-facilitated orthodontics. Am J Orthod Dentofacial Orthop 2011;139(2):252-259.
ミニスクリューインプラントを使用した上顎犬歯の後方移動に矯正力促進を目的としたコルチコトミー併用の有無

Survival and failure rates of orthodontic temporary anchorage devices: a systematic review.

矯正用固定源装置の生存率と失敗率：システマティックレビュー

Schätzle M, Männchen R, Zwahlen M, Lang NP.

目的：本研究の目的は、口蓋インプラント、Onplants®、ミニプレートそしてミニスクリューの生存率について文献を系統的にレビューをすることである。

材料および方法：電子文献データベース（MEDLINE）を用いて文献検索を行い、口蓋インプラント、Onplants®、ミニプレートそしてミニスクリューに関して、平均フォローアップ期間が少なくとも12週で、フォローアップ時に臨床研究の対象となっている治療法につき少なくとも10部位あるランダム化比較試験、前向きおよび後ろ向きコホート研究を抽出した。研究の評価とデータ抽出は2名の独立した専門家で行った。それぞれの方法について報告された失敗は、内容評価と失敗と成功率の95％信頼区間（CI）を求めるためにランダム効果 Poisson 回帰分析モデルを用いた。

結果：2009年1月までの390タイトル・71アブストラクト・34論文（フルテキスト）の分析が行われ、27文献が選択基準を満たした。メタ分析によって失敗率は Onplants® 17.2％（95％信頼区間：5.9-35.8％）、口蓋インプラント10.5％（95％信頼区間：6.1-18.1％）、ミニスクリュー16.4％（95％信頼区間：13.4-20.1％）、ミニプレート7.3％（95％信頼区間：5.4-9.9％）であった。TADs に代表されるミニプレートや口蓋インプラントをグループ化した場合、ミニスクリューよりも1.92倍（95％信頼区間：1.06-2.78）失敗率が低くなることが示された。

結論：論文内に記載されているエビデンスに基づくと、口蓋インプラントとミニプレートは少なくとも12週の期間でいずれも90％以上の生存率を示し、これはミニスクリューよりも優れた結果であった。一時的な固定源としての口蓋インプラントとミニプレートは信頼のおける確かな矯正用固定源であることが示された。計画された矯正治療において適切な固定源を獲得するために複数のミニスクリューの設置が必要であった場合、そのシステムの信用性には疑問を呈する。広範囲な矯正治療を行う患者に対して、力のベクトルを変える必要や動いた歯根がアンカーを越えて動かす必要があるかもしれない。以上の内容より、TADs として口蓋インプラントもしくはミニプレートを選択するべきである。

（Clin Oral Implants Res 2009;20(12):1351-1359.）

AIM: The purpose of this study was to systematically review the literature on the survival rates of palatal implants, Onplants®, miniplates and mini screws.
MATERIAL AND METHODS: An electronic MEDLINE search supplemented by manual searching was conducted to identify randomized clinical trials, prospective and retrospective cohort studies on palatal implants, Onplants®, miniplates and miniscrews with a mean follow-up time of at least 12 weeks and of at least 10 units per modality having been examined clinically at a follow-up visit. Assessment of studies and data abstraction was performed independently by two reviewers. Reported failures of used devices were analyzed using random-effects Poisson regression models to obtain summary estimates and 95% confidence intervals (CI) of failure and survival proportions.
RESULTS: The search up to January 2009 provided 390 titles and 71 abstracts with full-text analysis of 34 articles, yielding 27 studies that met the inclusion criteria. In meta-analysis, the failure rate for Onplants® was 17.2% (95% CI: 5.9-35.8%), 10.5% for palatal implants (95% CI: 6.1-18.1%), 16.4% for miniscrews (95% CI: 13.4-20.1%) and 7.3% for miniplates (95% CI: 5.4-9.9%). Miniplates and palatal implants, representing torque-resisting temporary anchorage devices (TADs), when grouped together, showed a 1.92-fold (95% CI: 1.06-2.78) lower clinical failure rate than miniscrews.
CONCLUSION: Based on the available evidence in the literature, palatal implants and miniplates showed comparable survival rates of >or=90% over a period of at least 12 weeks, and yielded superior survival than miniscrews. Palatal implants and miniplates for temporary anchorage provide reliable absolute orthodontic anchorage. If the intended orthodontic treatment would require multiple miniscrew placement to provide adequate anchorage, the reliability of such systems is questionable. For patients who are undergoing extensive orthodontic treatment, force vectors may need to be varied or the roots of the teeth to be moved may need to slide past the anchors. In this context, palatal implants or miniplates should be the TADs of choice.

Failure rates and associated risk factors of orthodontic miniscrew implants: a meta-analysis.

矯正用ミニスクリューインプラントの失敗率と関連する
リスクファクター：メタ分析

Papageorgiou SN, Zogakis IP, Papadopoulos MA.

概要：矯正用ミニスクリューインプラントに関するリスクファクターについてこれまで適切に評価されてこなかった。このシステマティックレビューでは、矯正用固定源を目的としたミニスクリューインプラントの失敗率に関する現在までに掲載された臨床試験からの知見を要約しそれらに影響する可能性のある因子について調べることとした。

材料：2011年2月までの文献検索を19の電子文献データベースから検索制限をかけずに行った。ランダム化比較試験、前向き比較試験および前向きコホート研究のみを選んだ。研究デザインの選択とデータ抽出は2度行われた。失敗症例の割合と関連するリスクについては対応する95％信頼区間にて算出した。ランダム効果モデルが各因子の影響を評価するために用いられた。サブグループ分析とメタ回帰分析も行われた。

結果：52編の文献がミニスクリューインプラントの失敗率、30文献がそのリスクファクターについての調査である。2,281名の患者の4,987本のミニスクリューインプラントにおける失敗率は13.5％（95％信頼区間、11.5-15.8）であった。ミニスクリューインプラントの失敗は、患者の性別、年齢やインプラントを挿入した場所（左右側）に影響しない一方で、上下顎には顕著な関連性を示した。この傾向は予備解析によって判明したが、対象となる研究の母集団が少ないことから明確な結論を示すには至らなかった。

結論：矯正用ミニスクリューインプラントは低い失敗率であることから臨床で有用であることが示された。さまざまな因子が失敗率に影響を及ぼしていると考えられるが、その多くはまだ追加のエビデンスを必要とするものである。

（Am J Orthod Dentofacial Orthop 2012;142（5）:577-595.e7.）

INTRODUCTION: Risk factors concerning orthodontic miniscrew implants have not been adequately assessed. In this systematic review, we summarize the knowledge from published clinical trials regarding the failure rates of miniscrew implants used for orthodontic anchorage purposes and identify the factors that possibly affect them.
METHODS: Nineteen electronic databases and reference lists of included studies were searched up to February 2011, with no restrictions. Only randomized controlled trials, prospective controlled trials, and prospective cohort studies were included. Study selection and data extraction were performed twice. Failure event rates, relative risks, and the corresponding 95% confidence intervals were calculated. The random-effects model was used to assess each factor's impact. Subgroup and meta-regression analyses were also implemented.
RESULTS: Fifty-two studies were included for the overall miniscrew implant failure rate and 30 studies for the investigation of risk factors. From the 4987 miniscrew implants used in 2281 patients, the overall failure rate was 13.5% (95% confidence interval, 11.5-15.8). Failures of miniscrew implants were not associated with patient sex or age and miniscrew implant insertion side, whereas they were significantly associated with jaw of insertion. Certain trends were identified through exploratory analysis; however, because of the small number of original studies, no definite conclusions could be drawn.
CONCLUSIONS: Orthodontic miniscrew implants have a modest small mean failure rate, indicating their usefulness in clinical practice. Although many factors seem to affect their failure rates, the majority of them still need additional evidence to support any possible associations..

Root contact during insertion of miniscrews for orthodontic anchorage increases the failure rate: an animal study.

矯正用固定源としてのミニスクリュー挿入時の歯根接触は失敗率を高める：動物実験のデータより

Chen YH, Chang HH, Chen YJ, Lee D, Chiang HH, Yao CC.

目的：ミニスクリューとミニプレートは矯正治療中の絶対的な固定源として使用される頻度が増加している。しかしながら、隣接歯根にダメージを与える潜在的な問題や歯槽突起内にミニインプラントが設置されている間のそれらの影響については明確に記述されていない。

材料および方法：動物実験は、故意に歯根接触させたミニスクリューの安定性を評価するために行われた。歯根修復についてはミニスクリューの除去後に評価した。骨代謝のラベリングを3週間ごとに行った6頭の雑種犬の下顎骨に72本のミニスクリューが外科的に挿入された。実験群のミニスクリューは隣接する歯の歯根に接触させるように挿入され、異なった期間維持された後に除去された。挿入時のトルク、臨床測定、除去時のトルク、組織学的所見について分析した。

結果：（1）歯根接触したミニスクリューは接触しない場合に比べて、挿入時のトルクが著しく大きかった。（2）歯根接触の状態とミニスクリューの可動性に基づく除去トルクの測定値に顕著な違いがあった。（3）ミニスクリューの歯根への接触は失敗リスクを増大する。

結論：歯槽突起へのミニスクリュー挿入の際に失敗率の増加は、隣接する歯根への接触が一因になる。失敗したミニスクリューの周囲には多くの軟組織が取り巻いているように見える。更なる炎症の拡大が存在すると隣接歯根がより吸収するようである。それにもかかわらず、組織損傷部位は、歯根表面に有細胞セメント質様の石灰化組織が堆積した狭い層で修復され、その部位は主に歯槽骨で満たされ歯根膜のスペースは維持されていた。

（Clin Oral Implants Res 2008;19(1):99-106. Epub 2007 Oct 23.）

OBJECTIVES: Miniscrews and miniplates are increasingly being used for absolute anchorage during orthodontic treatment. However, potential problems of damaging adjacent roots and their consequences during mini-implant placement in the alveolar process have not been clearly described.
MATERIALS AND METHODS: Animal experiments were used to evaluate the stability of miniscrews placed with intentional root contact. The root repair was evaluated after screw removal. Seventy-two miniscrews were surgically placed in the mandibular alveolar bone of six adult mongrel dogs with metabolic bone labeling at 3-week intervals. Miniscrews of the experimental group were placed so that they contacted the root of the adjacent teeth, were retained for different time durations, and were then removed. The insertion torque, clinical measurements, removal torque, and histological findings were analyzed.
RESULTS: (1) miniscrews contacting the roots showed a significantly higher insertion torque than those without contact; (2) there was a significant difference in the removal torque measurements based on the mobility of miniscrews and the state of root contact; and (3) miniscrews contacting the root were at greater risk of failure.
CONCLUSIONS:
During placement of miniscrews in the aveolar process, increased failure rates were noticed among those contacting adjacent roots. Failed miniscrews appeared to be surrounded with a greater volume of soft tissue. When more inflammation was present, the adjacent roots seemed to experience more resorption. Nevertheless, the created lesion was repaired with a narrow zone of mineralized tissue deposited on the root surface, which was likely cellular cementum, and was mainly filled with alveolar bone, with the periodontal ligament space being maintained.

1. Membrane
2. Digital Dentistry
3. Orthodontic Implant
4. Maxillary Sinus Floor Elevation
5. Implant Overdenture
6. Implant Esthetic
7. Immediate Implant Placement
8. Implant Soft Tissue Management
9. Management of Complications in Implant Dentistry
10. Implant Occlusion

19 インプラントをアンカーとして転移した大臼歯・小臼歯を矯正移動した症例

井汲憲治（群馬県開業）

文献：Ikumi N, Suzawa T, Yoshimura K, Kamijo R, Bone Response to Static Compressive Stress at Bone-Implant Interface: A Pilot Study of Critical Static Compressive Stress. Int J Oral Maxillofac Implants 2015;30(4):827-833.

症例の概要

初診は2013年1月。50歳、女性。主訴はインプラントで治療してほしいとのこと。

治療前： 7 6 5 4 3 ■ 1 ｜ 1 2 3 4 5 6 7
　　　　 7 6 5 4 3 2 1 ｜ 1 2 3 4 5　 7 ■

治療後： 7 6 5 4 3 ▲ 1 ｜ 1 2 3 4 5 6 7
　　　　 7 6 5 4 3 2 1 ｜ 1 2 3 4 5 ▲ 7

（■：要抜去歯、▲：インプラント）

処置内容とその根拠

オッセオインテグレーションが確立したインプラント／骨界面の静的メカニカルストレスに対する大きな耐性は実験的にも臨床的にも明らかである。そのため、欠損補綴のために使用するインプラントを固定源とした場合に、矯正移動が困難な下顎大臼歯を効果的に移動することが可能であると考えた。本症例では埋入後2ヵ月経過した1本のインプラントにカスタムメイドの矯正装置を装着し、大きく転移した大臼歯と小臼歯を移動した。

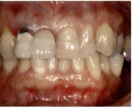

図1 初診時正面観。2の動揺を主訴に来院した。同歯は歯根破折しており保存不可能であった。

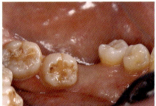

図2 6は欠損し7 8は舌側に傾斜しており、閉口時に対合歯は7 8の頬側面と接触していた。

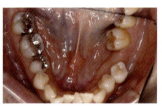

図3 7は近心・舌側方向に傾斜し、5は頬側に転移している。通常の方法ではアップライトするのは難しい。

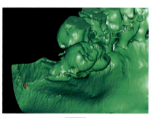

図4 下顎の7 8を遠心方向より眺めた3D画像。上顎とシザーズバイトの関係にあることがわかる。

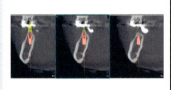

図5 7の移動を考慮して適切な位置にStraumann® インプラントの埋入シミュレーションを行った。

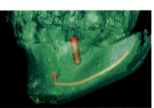

図6 一次手術においてティッシュレベルインプラントが図のように埋入された。同時に8は抜去された。

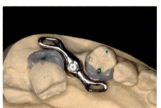

図7 埋入2ヵ月後に印象採得し、カスタムメイドのアンカーを製作した。グレーのワックスは移動域のスペーサーである。

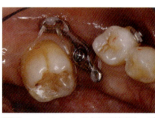

図8 カスタムの矯正装置にパワーチェーンを装着し、5 7をそれぞれ頬側と舌側に矯正移動させているところ。

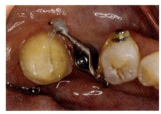

図9 対合歯間距離との関係で7を大きく削合する必要があった。

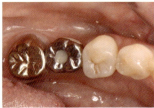

図10 治療終了後の状態。5 7の頬舌的なポジションは大きく改善され、咀嚼能率が改善し顎位が安定した。

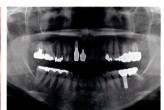

図11 治療終了時のパノラマX線写真。歯列の連続性は改善された。

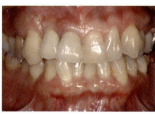

図12 治療終了20ヵ月後のメインテナンス時の状態。顎位は安定し、歯およびインプラントは良好な状態を維持している。

- 1. Membrane
- 2. Digital Dentistry
- 3. Orthodontic Implant
- 4. Maxillary Sinus Floor Elevation
- 5. Implant Overdenture
- 6. Implant Esthetic
- 7. Immediate Implant Placement
- 8. Implant Soft Tissue Management
- 9. Management of Complications in Implant Dentistry
- 10. Implant Occlusion

20 挺出歯によるクリアランス不足に対しインプラント治療を行った症例

伊藤嘉信（愛知県開業）

文献：Park HS. The skeletal cortical anchorage using titanium microscrew impiants. Kor J Orthod 1999;29:699-706.

症例の概要

初診は2006年5月。33歳、男性。右下臼歯部の欠損部の機能回復を希望し来院した。全体的に口腔衛生状況はよく、7┘は10年以上前に抜歯後、放置され、対合歯の挺出が顕著でクリアランスがほとんどない状態であった。

歯の保存のできる咬合回復を希望されたため、アンカースクリュー（アブソアンカー φ1.3mm×8mm）を利用して7┘の挺出歯の圧下の後、7┘にインプラント補綴を行うこととした。

処置内容とその根拠

7┘を圧下するため、頬、舌側にアンカースクリューを用い、6ヵ月ほどで7┘欠損部回復に必要なクリアランスを獲得し、インプラントを埋入した。

7┘を保定しつつ、3ヵ月後にメタルボンドクラウンの上部構造を装着し咬合回復した。欠損部の治療方法としてインプラントを利用することは有効な選択肢の一つである。さらに、より安定した口腔環境を得ることができる方法があれば積極的に利用したい。

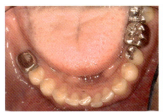
図1　初診時下顎咬合面観。

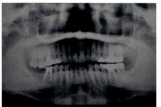
図2　同パノラマX線写真。

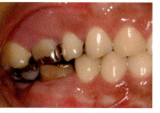
図3　2008年3月、右側側方面観。7┘の挺出によりクリアランスはほとんどない。

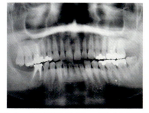
図4　2008年3月、パノラマX線写真。

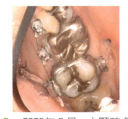
図5　2008年3月、上顎咬合面写真。7┘をアンカースクリューにて頬側に圧下する。

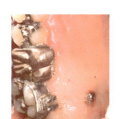
図6　2008年3月、7┘口蓋側面写真。上顎口蓋側にアブソアンカー φ1.3×8mm 埋入。

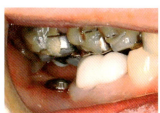
図7　2008年9月、右側側方面観。6ヵ月ほどで必要なクリアランスを獲得した。

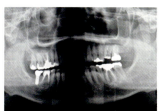
図8　2008年12月、パノラマX線写真。7┘相当部 Straumann® WN+φ4.8×10mm。

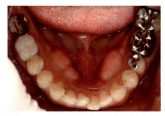
図9　2008年12月下顎咬合面観。6┘の歯根破折による抜歯にともない2015年6月に7┘6┘連結にて上部構造を装着。

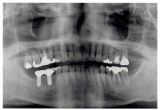
図10　2016年7月、パノラマX線写真。6┘相当部。Straumann® WN+φ4.8×10mm。

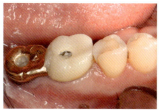
図11　2017年7月、下顎補綴装置咬合面写真（技工、Neoデンタルアート榊原充宏氏）。

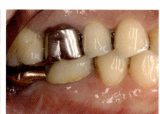
図12　2017年7月、下顎補綴装置側面写真。全顎的に安定している。

1. Membrane
2. Digital Dentistry
3. **Orthodontic Implant**
4. Maxillary Sinus Floor Elevation
5. Implant Overdenture
6. Implant Esthetic
7. Immediate Implant Placement
8. Implant Soft Tissue Management
9. Management of Complications in Implant Dentistry
10. Implant Occlusion

21 矯正用アンカースクリューを用いたLOTとインプラントによる咬合再構成

岡田　淳（栃木県開業）

文献：Motoyoshi M, Hirabayashi M, Uemura M, Shimizu N. Recommended placement torque when tightening an orthodontic mini-implant. Clin Oral Implants Res 2006;17(1):109-114.

症例の概要

初診は2014年7月。55歳、男性。主訴は|4 の動揺。全身的既往歴に特記事項はない。|4 は外傷性咬合によると思われる根尖病変と近心の垂直性骨吸収および遠心への病的移動を認めた。上下顎臼歯部の部分欠損により、残存歯の挺出、傾斜、咬合の低下が生じており、全顎的な咬合再構成の必要性を認めた。とくに|6 は対合顎堤に接するほどの著しい挺出を認め、下顎欠損補綴は困難であった。

処置内容とその根拠

|6 の歯根近遠心に矯正用アンカースクリュー（ISA）を埋入、口蓋正中にはパラタル・レバー・アーム・システム（PLAS）を固定し、パワーチェーンを用いて圧下を行った。また、|4 に対しては咬合干渉を取り除き、歯内療法を行うことで保存に努めた。その後パワーチェーンとオープンコイルを用いて近心移動を行った結果、垂直性骨吸収像も改善した。|6 の圧下に約18ヵ月を要したが、通法に従い、生活歯でのブリッジ補綴が可能となった。

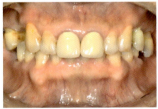
図1　初診時正面観。

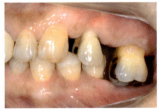
図2　同左側側方面観。|4 に根尖部漏孔と遠心移動、|6 に著しい挺出を認める。

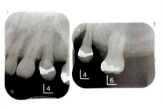
図3　|4 に根尖部の透過像と近心垂直性骨吸収像を認める。

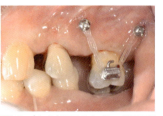
図4　|6 の圧下のため、矯正用アンカースクリュー（バイオデント社のISA：φ1.6×6mm）を埋入。

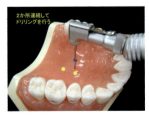
図5　口蓋正中には、2本のISAを埋入。（画像提供：株式会社バイオデント）

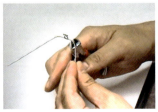
図6　パラタル・レバー・アーム・システム（PLAS）を口蓋に合わせて屈曲。（画像提供：株式会社バイオデント）

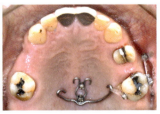
図7　PLASを口蓋部に装着し、パワーチェーンで牽引。

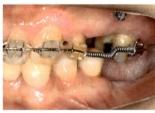
図8　約18ヵ月後。|6 は十分圧下されている。|4 は近心移動を行った。

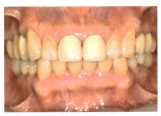
図9　最終補綴装置装着時正面観。

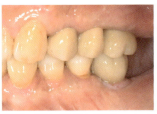
図10　同左側側方面観。左上④⑤⑥はブリッジで修復。|6 はインプラント修復。

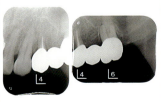
図11　|4 の根尖部透過像と近心垂直性骨吸収像は改善。|6 は生活歯での補綴が可能。

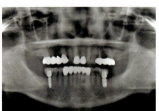
図12　最終補綴装置装着時パノラマX線写真。上顎右側はブリッジ修復、下顎臼歯部にはインプラント修復を行った。

インプラント埋入処置後の歯肉、骨吸収を補綴処置対応した症例

黒岩敏彦（滋賀県開業） 22

文献：Cardaropoli G, Lekholm U, Wennström JL. Tissue alterations at implant-supported single-tooth replacements: a 1-year prospective clinical study. Clin Oral Implants Res 2006;17(2):165-171.

症例の概要

患者は36歳、女性。両側下顎側切歯先天欠損に対し、歯を削らずに治したいと希望。下顎前歯部は健全歯で空隙歯列による歯列不正が存在するため、欠損補綴スペースを獲得するためにはLimited Orthodontic Treatment（以下、LOT）による歯列整復が必要となる。同部位は顎堤が狭小で歯間乳頭が低位に存在している。

処置内容とその根拠

下顎側切歯部は先天性欠損の好発部位であるが、顎堤が狭小なため、審美性が重要となる前歯部では診査・診断およびインプラント埋入に際し、術中の手技にも特に注意が必要となる。今回、インプラント埋入位置が適切でなかったため、治癒期間中に歯肉・歯槽骨の吸収が生じた。アバットメントの形態を調整し、補綴的対応で機能的・審美的回復を行い処置したが、今後継続的に管理していく必要があると思われる。

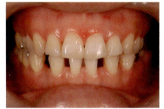 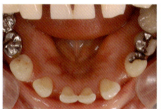 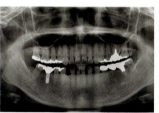 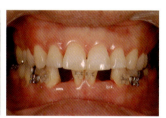

図1　術前正面観。歯間乳頭の平坦化がみられる。
図2　同下顎咬合面観。両側側切歯欠損による空隙がみられる。
図3　同パノラマX線写真。下顎前歯部に歯槽骨の吸収はみられない。
図4　LOT後正面観。近遠心的なスペースを確保。

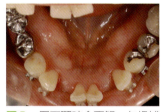 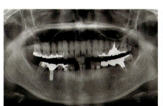 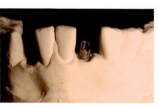 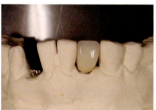

図5　同下顎咬合面観。欠損補綴スペースを確認。
図6　同パノラマX線写真。歯牙移動による歯根の位置を確認。
図7　補綴装置マージン位置を修正するために、アバットメントの形態を調整。
図8　アバットメントの形態調整後、修復物を製作。唇側面観。

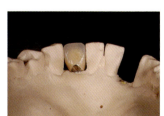 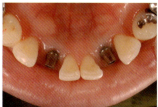 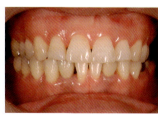 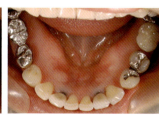

図9　補綴装置舌側面観。
図10　アバットメント装着状態。咬合面観。歯肉縁上にアバットメントカラーを認めた。
図11　修復物装着後15ヵ月経過時正面観。歯肉の状態は安定。
図12　同下顎咬合面観。カラー部歯肉の状態は安定。

23 広汎型中等度慢性歯周炎患者に対する咬合再構成症例

藤原康則（京都府開業）

文献：Eichner K. Uber eine Cruppeneinteilung der Luckengebisse fur die Prothetik. Dtsch zahnarztl Z 1955;10:1831-1834.

症例の概要

歯周炎が進行し、咬合崩壊をともなう症例の場合、骨吸収が起きている歯をどれだけ保存できるかの判断に迫られる。判断の要素として、骨吸収やう蝕の状態、患者の年齢や治療に対する協力度や生活背景なども考慮にいれて治療計画をたてる。今回、年齢が40歳と若くして進行した歯周炎をともなう症例に対して、臼歯のバーティカルストップをインプラントにて確保し、矯正治療により歯の位置を改善し、メインテナンスしやすい環境を心がけ、できるだけ天然歯の保存に努めた。

処置内容とその根拠

歯周外科処置の前に術前矯正を行い、ボーンハウジングの中に歯を移動することを目標とした。またバーティカルストップ確立のため 6 7 、6 7 にインプラントを埋入した。インプラント部位以外はすべて保険治療による補綴修復のため、審美的には劣るが、患者の「義歯を回避したい」という目標はかなえられた。現在治療後5年、初診より8年半が経過した。患者のプラークコントロールにも助けられ、大きなトラブルは起きていない。

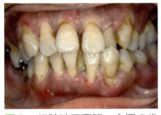
図1　初診時正面観。全周の歯肉縁上・縁下歯石の付着と排膿が確認できる。

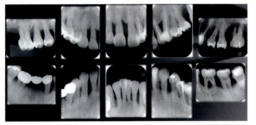
図2　初診時10枚法デンタルX線写真。6、8 7 1 7 は保存不可能と判断した。

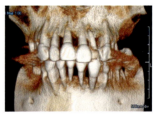
図3　CT画像から、歯がボーンハウジングの外へ逸脱していることがわかる。

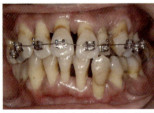
図4　矯正治療開始前。初期治療で炎症の改善が確認できるが深いポケットは残存している。

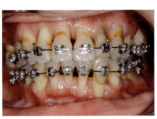
図5　矯正治療終了時。ここでようやく歯周外科処置へと進む。

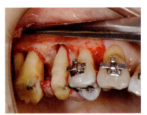
図6　上顎右側臼歯部歯周外科処置。3度の分岐部病変、深い骨内欠損がある。

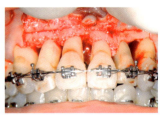
図7　上顎前歯部歯周外科処置。歯槽骨の連続性が失われている。

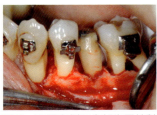
図8　下顎左側臼歯部歯周外科処置。3度の分岐部病変が確認できる。

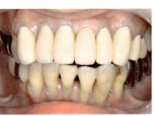
図9　治療終了後5年経過時正面観。大きなトラブルはなく維持できている。

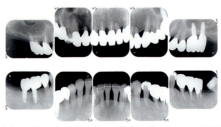
図10　治療終了後5年経過時の10枚法デンタルX線写真。歯周ポケットは全周にわたり3mm以下である。

Ⅲ級ハイアングル症例に対し、矯正とインプラントにより咬合回復を行った症例

古市嘉秀(滋賀県・三重県・京都府開業)

文献：Chen Y, Kyung HM, Zhao WT, Yu WJ. Critical factors for the success of orthodontic mini-implants: a systematic review. Am J Orthod Dentofacial Orthop 2009;135(3):284-291.

症例の概要

初診は2010年5月。38歳、男性。主訴は全顎的な治療を希望し、既往歴の特記事項はなし。

Ⅲ級ハイアングル症例に対し、矯正用インプラント、コルチコトミーなどで歯牙移動を行った後、欠損部位にインプラントを用いて咬合回復を行った。

処置内容とその根拠

初期治療後、下顎の叢生とオープンバイトの改善のため、矯正用インプラントとコルチコトミーにより矯正治療を始めたが、歯牙移動がうまくいかず、4⏐の抜歯も行い、矯正治療を続けた。上顎も下顎と同じく叢生の改善と、インプラントスペースを確保する目的で、遠心移動を行った。歯牙移動が終了した後、5⏐と⏐4にインプラントを埋入し、プロビジョナルレストレーションで顎位や機能、審美性の確認を行い、問題ないことを確認して最終補綴に移行した。

骨格性のⅢ級ハイアングルケースであるので、外科矯正が適応であるかもしれないが、患者の強い要望により、非外科の範囲で矯正治療を行うことができた。審美的・機能的にも改善が可能となった。

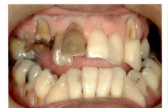
図1 初診時正面観。う蝕による全顎的な崩壊を認める。

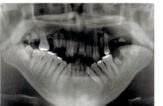
図2 同パノラマX線写真。

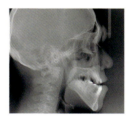
図3 治療前の側方セファロ。ハイアングルⅢ級。

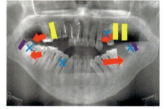
図4 当初、考えていた治療計画。

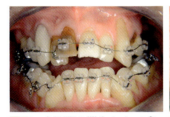
図5 上下顎の叢生とオープンバイト改善のために矯正治療をスタート。

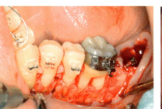
図6 コルチコトミーと矯正用インプラントによる遠心移動を行う。

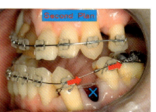
図7 左下臼歯部の遠心移動が難しかったため、治療計画の変更。

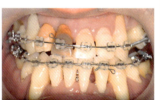
図8 動的治療がほぼ終了した時の正面観。歯根露出は初診時と同程度。

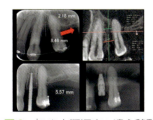
図9 ⏐5を上顎洞内へ遠心移動することでインプラントスペースを確保。

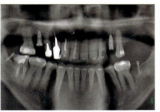
図10 インプラント埋入。右上はソケットリフトも行っている。

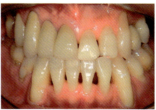
図11 最終補綴装置装着時正面観。

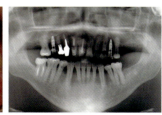
図12 同パノラマX線写真。

25 重度歯周病が原因で生じた咬合崩壊をインプラントと矯正治療を用いて再建した症例

松井　力（長野県開業）

文献：Karoussis IK, Salvi GE, Heitz-Mayfield LJ, Brägger U, Hämmerle CH, Lang NP. Long-term implant prognosis in patients with and without a history of chronic periodontitis: a 10-year prospective cohort study of the ITI Dental Implant System. Clin Oral Implants Res 2003;14(3):329-339.

症例の概要

　患者は45歳、男性。主訴は歯がぐらつく、歯茎が痛い。患者既往歴は特記事項なし。う蝕経験、歯科医院の受診歴ともに少ない。喫煙習慣があり、広汎型重度慢性歯周炎に罹患。長期間放置したため、歯の挺出による咬合の乱れが認められる。保存不可の歯も多いが、歯の切削を望まなかったため、矯正治療（主にインビザライン）とインプラントを使用して咬合の再建を行った。

処置内容とその根拠

　通常の歯周基本治療を行い、保存不可の８２１|６７８、６４|４７は抜歯した。また、治療開始１年で完全に禁煙に成功した。その後全顎にわたり歯周外科手術を行った後、インビザラインによる矯正治療を開始した。矯正治療で欠損部にスペースが確保された時点で、順次インプラントの埋入を行った。左下臼歯部においては下歯槽管との距離の関係でブリッジでの対応となった。現在、術後３年経過している。経過良好で１ヵ月ごとのメインテナンスで安定した状態を保っている。

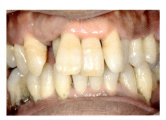
図１　初診時正面観。歯石の沈着が確認できる。

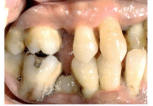
図２　右側側方面観。治療経験は少ないが歯周病が進行し、咬合が乱れている。

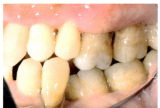
図３　左側側方面観。上顎大臼歯は挺出し、下顎大臼歯は近心傾斜している。

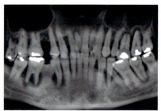
図４　全顎的に骨吸収が著しい。

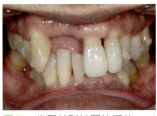
図５　歯周外科処置終了後、インビザラインによる矯正治療スタート時。

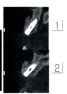
図６　１２インプラント埋入時。頬側にGBRを行っている。

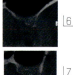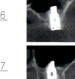
図７　６７インプラント埋入時。ソケットリフトを行っている。

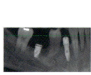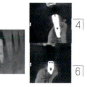
図８　術後パノラマX線写真。

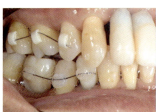
図９　インビザラインで動かしきれないところにセクショナルワイヤーを使用し、調整。

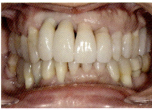
図10　最終補綴装置装着時正面観。プラークコントロール良好。

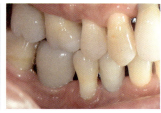
図11　同右側側方面観。歯肉の状態も安定している。

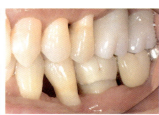
図12　同左側側方面観。咬合も安定している。

インプラントと矯正により咬合再構成をした症例

松田一弘（三重県勤務）

文献：Albrektsson T, Zarb G, Worthington P, Eriksson AR. The long-term efficacy of currently used dental implants: a review and proposed criteria of success. Int J Oral Maxillofac Implants 1986; 1(1):11-25.

症例の概要

初診は2008年7月。56才、女性。う蝕治療および全体的な診察を主訴に来院。歯科診療は10年ぶりであった。数年前より臼歯部の欠損および臼歯部補綴装置の脱離あり。全身的既往歴は肺炎、高血圧、高脂血症。

初診時歯式：

		5	4	3	2	1	1	2	3	4	5	6	7
	7	5	4	3	2	1	1	2	3	4	5	6	7

術後歯式：

	▲	▲	5	4	3	2	1	1	2	3	4	5	6	7
	7	▲	5	4	3	2	1	1	2	3	4	5	6	7

（▲部：インプラント）

処置内容とその根拠

初診時、右上大臼歯欠損と臼歯部の補綴の脱離や、咬耗を認めた。咬合低下により上顎前歯部のフレアアウトがあったため、また、患者自身も上顎前歯部の前突感と歯間空隙を気にしていたため、欠損部位に対するインプラント治療と矯正治療および補綴治療により適正な咬合高径へと修正した。高径の修正と咬合の付与により、5年経過後もほぼ安定した顎位を維持できていると考察する。

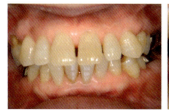
図1　術前正面観。上顎のフレアアウトを認める。

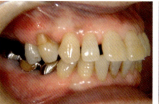
図2　同右側側方面観。空隙歯列と小臼歯の挺出が認められる。

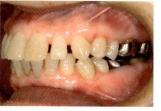
図3　同左側側方面観。空隙歯列および犬歯が遠心に傾斜し、非機能的である。

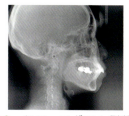
図4　セファログラム側貌。Lower Facial Heightがやや小さく咬合の低下が考えられる。

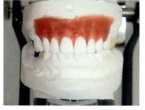
図5　セットアップ模型にて診断。上顎のみの移動で、アンテリアガイドを付与する計画とした。

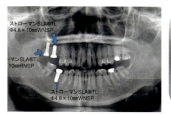
図6　欠損部位に対してはインプラント治療を行った。

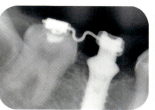
図7　クリアランスの少ない右下臼歯部はインプラントを用いて圧下した。

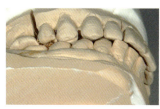
図8　矯正治療後、左側は犬歯ガイドが模型上でも確認できた。

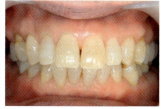
図9　右側に関してはグループファンクションドオクルージョンが確認できた。

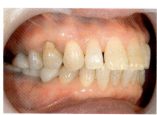
図10　術後正面観。上顎前歯のフレアアウトした歯軸は改善した。

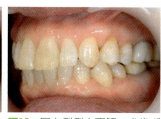
図11　同右側側方面観。咬合の問題からか 2|1 間の空隙として若干後戻りした。

図12　同左側側方面観。犬歯ガイドとなっている。

1. Membrane
2. Digital Dentistry
3. Orthodontic Implant
4. **Maxillary Sinus Floor Elevation**
5. Implant Overdenture
6. Implant Esthetic
7. Immediate Implant Placement
8. Implant Soft Tissue Management
9. Management of Complications in Implant Dentistry
10. Implant Occlusion

④ Maxillary Sinus Floor Elevation

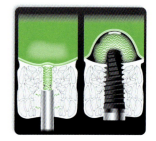

上顎洞底挙上術：
上顎臼歯部の歯槽頂から上顎洞底までの骨高径が短い場合、インプラントを埋入するために行う洞底部の骨造成法。上顎洞前壁の骨を開窓し、洞底部から上顎洞粘膜を剥離挙上するラテラルウィンドウテクニックと歯槽頂から行うクレスタルアプローチが一般的である。

今読むべきインパクトの高いベスト10論文

1 Schmitt CM, Doering H, Schmidt T, Lutz R, Neukam FW, Schlegel KA. Histological results after maxillary sinus augmentation with Straumann® BoneCeramic, Bio-Oss®, Puros®, and autologous bone. A randomized controlled clinical trial. Clin Oral Implants Res 2013;24(5):576-585.
上顎洞底挙上術にStraumann® BoneCeramic、Bio-Oss®、Puros®、自家骨を用いた際の組織学的検討結果。ランダム化比較臨床試験

2 Chambrone L, Preshaw PM, Ferreira JD, Rodrigues JA, Cassoni A, Shibli JA. Effects of tobacco smoking on the survival rate of dental implants placed in areas of maxillary sinus floor augmentation: a systematic review. Clin Oral Implants Res 2014;25(4):408-416.
上顎洞底挙上術を行った部位へ埋入したインプラントの生存率に関する喫煙の影響：システマティックレビュー

3 Si MS, Zhuang LF, Gu YX, Mo JJ, Qiao SC, Lai HC. Osteotome sinus floor elevation with or without grafting: a 3-year randomized controlled clinical trial. J Clin Periodontol 2013;40(4):396-403.
オステオトームを用いた上顎洞底挙上術への骨移植術併用の有無：3年のランダム化比較臨床試験

4 Shanbhag S, Shanbhag V, Stavropoulos A. Volume changes of maxillary sinus augmentations over time: a systematic review. Int J Oral Maxillofac Implants. 2014;29(4):881-892.
上顎洞底挙上術後の経時的な量的変化：システマティックレビュー

5 Nedir R, Nurdin N, Khoury P, Perneger T, Hage ME, Bernard JP, Bischof M. Osteotome sinus floor elevation with and without grafting material in the severely atrophic maxilla. A 1-year prospective randomized controlled study. Clin Oral Implants Res 2013;24(11):1257-1264.
重度に萎縮した上顎へのオステオトームを用いた上顎洞底挙上術への移植材併用の有無。1年の前向きランダム化比較試験

6 Sbordone C, Toti P, Guidetti F, Califano L, Pannone G, Sbordone L. Volumetric changes after sinus augmentation using blocks of autogenous iliac bone or freeze-dried allogeneic bone. A non-randomized study. J Craniomaxillofac Surg 2014;42(2):113-118.
自家腸骨ブロックもしくは凍結乾燥自家骨を使用した上顎洞底挙上術後の量的変化。非ランダム化試験

7 Shanbhag S, Karnik P, Shirke P, Shanbhag V. Cone-beam computed tomographic analysis of sinus membrane thickness, ostium patency, and residual ridge heights in the posterior maxilla: implications for sinus floor elevation. Clin Oral Implants Res 2014;25(6):755-760.
上顎臼歯部領域における上顎洞粘膜の厚み、小孔と既存骨の高さに関するCBCTによる分析：上顎洞底挙上術との関連性

8 Jensen T, Schou S, Gundersen HJ, Forman JL, Terheyden H, Holmstrup P. Bone-to-implant contact after maxillary sinus floor augmentation with Bio-Oss and autogenous bone in different ratios in mini pigs. Clin Oral Implants Res 2013;24(6):635-644.
ミニブタにおけるBio-Ossと自家骨の異なる比率での上顎洞底挙上術後の骨とインプラントの接触状態

9 Lee HW, Lin WS, Morton D. A retrospective study of complications associated with 100 consecutive maxillary sinus augmentations via the lateral window approach. Int J Oral Maxillofac Implants 2013;28(3):860-868.
100症例のラテラルウィンドウアプローチによる上顎洞底挙上術の合併症に関する後ろ向き研究

10 Khairy NM, Shendy EE, Askar NA, El-Rouby DH. Effect of platelet rich plasma on bone regeneration in maxillary sinus augmentation (randomized clinical trial). Int J Oral Maxillofac Surg 2013;42(2):249-255.
上顎洞底挙上術の骨造成に多血小板血漿を用いた影響（ランダム化比較臨床試験）

Effects of tobacco smoking on the survival rate of dental implants placed in areas of maxillary sinus floor augmentation: a systematic review.

上顎洞底挙上術を行った部位へ埋入したインプラントの生存率に関する喫煙の影響：システマティックレビュー

Chambrone L, Preshaw PM, Ferreira JD, Rodrigues JA, Cassoni A, Shibli JA.

目的：このシステマティックレビューの目的は、上顎洞底挙上術を行った部位へ埋入したインプラントの生存率に関する喫煙の影響について評価することである。

材料および方法：2012年10月までの文献検索を電子データベース（CENTRAL、MEDLINE、EMBASE）で言語を制限せずに行った。喫煙者と非喫煙者に対して上顎洞底挙上術を行い、チタン製インプラントを用いているかについて適切な選択基準を設定した。基準をクリアした論文のバイアスリスクを評価するために Newcastle-Ottawa Scale と Cochrane Collaboration's quality assessment が用いられた。ランダム効果メタ分析が、喫煙者と非喫煙者に対する喪失インプラントの本数について用いられた。

結果：3,360編の適正と思われる論文のうち、8文献が最終的に選択された。半分以上の論文（62.5%）が、上顎洞底挙上術を行った部位へのインプラントの生存に喫煙が悪影響を及ぼすことを示した。同様にプール解析では、メタ分析を行ったすべての研究の結果を評価した際、喫煙者においてインプラント喪失リスクの増加が統計学的に有意に示された［RR：1.87（95%信頼区間：1.35, 2.58），$P=0.0001$］。一方で、3編の前向き研究に関するサブグループ分析では、喫煙者と非喫煙者の間でインプラント喪失に関して明らかな統計学的有意差はなかった［RR：1.55（95%信頼区間：0.91, 2.65），$P=0.11$］。

結論：個々の多くの研究やすべてのメタ分析では、喫煙とインプラント喪失に関連性があると報告されているが、前向き研究の結果だけを見た場合、喫煙が有害事象であることは示されなかった。

（Clin Oral Implants Res 2014;25(4):408-416.）

OBJECTIVES: The objective of this systematic review was to evaluate the effects of smoking on the survival rate of dental implants placed in areas of maxillary sinus floor augmentation.
MATERIAL AND METHODS: The Cochrane Oral Health Group's Trials Register (CENTRAL), MEDLINE and EMBASE were searched in duplicate up to, and including, October 2012 without language restrictions. Studies were considered eligible for inclusion if they involved the treatment of smokers and non-smokers with titanium implants and sinus floor elevation procedures. The Newcastle-Ottawa Scale and the Cochrane Collaboration's quality assessment tool were used for the assessment of the risk of bias in included studies. Random effects meta-analyses were used to assess the number of implants lost in smokers vs. number of implants lost in non-smokers.
RESULTS: Of 3360 potentially eligible papers, eight studies were included. More than half (62.5%) of the studies found that smoking adversely affects implant survival in sites of sinus floor augmentation. Similarly, the pooled analysis indicated a statistically significantly increased risk of implant failure in smokers when the outcomes of all studies available to be included into meta-analysis were evaluated [RR: 1.87 (95% CI: 1.35, 2.58), P = 0.0001]. Conversely, a subgroup analysis including only prospective studies (3 studies) did not reveal significant differences in implant failure between smokers and non-smokers [RR: 1.55 (95% CI: 0.91, 2.65), P = 0.11].
CONCLUSIONS: Although smoking was associated with implant failure in most of individual studies and in the overall meta-analysis, the detrimental effect of smoking was not confirmed when only prospective data were assessed.

Osteotome sinus floor elevation with or without grafting: a 3-year randomized controlled clinical trial.

オステオトームを用いた上顎洞底挙上術への骨移植術併用の有無：3年のランダム化比較臨床試験

Si MS, Zhuang LF, Gu YX, Mo JJ, Qiao SC, Lai HC.

目的：オステオトームを用いた上顎洞底挙上術（OSFE）に骨移植併用の有無によって埋入されたインプラントの結果に影響するのかについて臨床的ならびにX線学的に評価すること。

材料および方法：45名の患者を以下のように2グループに分けた。グループ1：OSFEに自家骨片と脱タンパク無機ウシ骨基質（DBBM）を併用した群、グループ2：OSFEのみ（移植なし）の群。まず上顎洞内の骨造成（ESBG）の測定結果として術後6、12、24、36ヵ月のX線学的評価を行った。次にインプラント生存率とマージナルボーンロス（MBL）について評価した。

結果：グループ1の21本、グループ2の20本のインプラントについて分析を行った。既存骨の高さ（RBH）は、平均4.63±1.31 mmであった（グループ1：4.67±1.18 mm、グループ2：4.58±1.47 mm）。術後3年のインプラントの累積生存率はグループ1で95.2%、グループ2で95.0%であった。グループ1のESBGは6ヵ月の5.66±0.99 mmから36ヵ月では3.17±1.95 mmに減少した一方で、グループ2のESBGは6ヵ月の2.06±1.01 mmから36ヵ月では3.07±1.68 mmに増加した。3年後のMBLはグループ1で1.33±0.46 mm、グループ2で1.38±0.23 mmであった。

結論：OSFEを用いたインプラント埋入に関して骨移植の有無による影響の結果はいずれも想定内であった。移植材の併用は臨床上の成功に関して統計学的に有意な影響は示さなかった。

（J Clin Periodontol 2013;40(4):396-403.）

AIMS: To evaluate the clinical and radiographic results of dental implant placed using osteotome sinus floor elevation (OSFE) with and without simultaneous grafting.
MATERIALS & METHODS: Forty-five patients were randomly assigned into two groups: Group1: OSFE with deproteinized bovine bone mineral (DBBM) mixed with autogenous bone chips, and Group2: OSFE without grafting. The endo-sinus bone gain (ESBG) was assessed on radiographs at 6, 12, 24, 36 months following surgery as primary outcome measurement. Implant survivals and marginal bone loss (MBL) were assessed as secondary outcome measurements.
RESULTS: Twenty-one implants in Group1 and 20 implants in Group2 were analysed. The residual bone height (RBH) was 4.63 ± 1.31 mm in average (4.67 ± 1.18 mm for Group1 and 4.58 ± 1.47 mm for Group2). The 3-year cumulative survival rates of implants were 95.2% for Group1 and 95.0% for Group2. The ESBG in Group1 reduced from 5.66 ± 0.99 mm at 6 months to 3.17 ± 1.95 mm at 36 months, whereas the ESBG in Group2 increased from 2.06 ± 1.01 mm at 6 months to 3.07 ± 1.68 mm at 36 months. The MBL after 3 years was 1.33 ± 0.46 mm in Group1 and 1.38 ± 0.23 mm in Group2.
CONCLUSIONS: OSFE and simultaneous implant installation with and without grafting both resulted in predictable results. The application of grafting materials has no significant advantage in terms of clinical success.

Bone-to-implant contact after maxillary sinus floor augmentation with Bio-Oss and autogenous bone in different ratios in mini pigs.

ミニブタにおける Bio-Oss と自家骨の異なる比率での上顎洞底挙上術後の骨とインプラントの接触状態

Jensen T, Schou S, Gundersen HJ, Forman JL, Terheyden H, Holmstrup P.

目的：上顎洞底挙上術に使用される移植材として、自家骨、Bio-Oss、自家骨と Bio-Oss の混合材料で比較した場合(i)インプラントへの骨接触構造に差異はあるか(ii)下顎もしくは腸骨から採取した自家骨で差異はあるのかという仮説を調べることが目的である。

材料および方法：両側上顎洞底挙上術が40匹のブタに行われ、以下の5群に振り分けられた。(A) 自家骨100%（B) 自家骨75% + Bio-Oss25%（C) 自家骨50% + Bio-Oss50%（D) 自家骨25% + Bio-Oss75%（E) Bio-Oss100%。自家骨は腸骨稜もしくは下顎から採取し、移植材の配合についてはランダムに振り分けた後に、移植材をインプラント埋入時に使用した。実験動物は術後12週に安楽死となった。インプラントへの骨接触については立体解析法によって評価し、95%信頼区間(CI)の中央値の割合としてまとめた。インプラントへの骨接触構造は蛍光色素でラベリングし、95%信頼区間とオッズ比(OR)の中央値によって評価した。

結果：インプラントへの骨接触率の中央値は、(A) 42.9%（95%信頼区間：32.1-54.5%)、(B) 37.8%（95%信頼区間：27.1-49.9%)、(C) 43.9%（95%信頼区間：32.6-55.9%)、(D) 30.2%（95%信頼区間：21.6-40.3%)、(E) 13.9%（95%信頼区間：11.4-16.9%) であった。インプラントへの骨接触率は E 群に比較して A〜D 群で統計学的に有意に高かった ($P<0.0001$)。またこの接触率は、Bio-Oss と自家骨の配合比 ($P=0.19$) や自家骨の採取部位 ($P=0.72$) に影響を受けなかった。蛍光色素によるラベリングから、経時的にインプラントへの骨接触構造にさまざまな変化が認められた。2-3週後のラベリングでは E 群に比較して A 群で有意に増加した (OR=8.1信頼区間5.0-13.1、$P<0.0001$) 一方で、E 群は 8-9 週後のラベリングで A 群に比べて有意な増加が示された (OR=0.5信頼区間0.3-0.7、$P=0.0028$)。

結論：さまざまな治療法においてインプラントへの骨接触率について有意差がないという仮説は、自家骨もしくは自家骨 + Bio-Oss 混合材料が Bio-Oss 単独に比較して顕著に増加したことから棄却された。早期のインプラントへの骨接触構造は自家骨で顕著であった。下顎もしくは腸骨稜からの自家骨の採取によるインプラントへの骨接触率に関しては統計学的有意差が認められないことから採取部位の違いは影響しないことが示唆された。

（Clin Oral Implants Res 2013;24(6):635-644.）

OBJECTIVES: The objective was to test the hypotheses: (i) no differences in bone-to-implant contact formation, and (ii) no differences between the use of autogenous mandibular or iliac bone grafts, when autogenous bone, Bio-Oss mixed with autogenous bone, or Bio-Oss is used as graft for the maxillary sinus floor augmentation.
MATERIAL AND METHODS: Bilateral sinus floor augmentation was performed in 40 mini pigs with: (A) 100% autogenous bone, (B) 75% autogenous bone and 25% Bio-Oss, (C) 50% autogenous bone and 50% Bio-Oss, (D) 25% autogenous bone and 75% Bio-Oss, or (E) 100% Bio-Oss. Autogenous bone was harvested from the iliac crest or the mandible and the graft composition was selected at random and placed concomitant with the implant placement. The animals were euthanized 12 weeks after surgery. Bone-to-implant contact was estimated by stereological methods and summarized as median percentage with 95% confidence interval (CI). Bone-to-implant contact formation was evaluated by fluorochrome labelling and assessed by median odds ratios (OR) with 95% (CI).
RESULTS: Median bone-to-implant contact was: (A) 42.9% (95% CI: 32.1-54.5%), (B) 37.8% (95% CI: 27.1-49.9%), (C) 43.9% (95% CI: 32.6-55.9%), (D) 30.2% (95% CI: 21.6-40.3%), and (E) 13.9% (95% CI: 11.4-16.9%). Bone-to-implant contact was significantly higher for A, B, C, D as compared to E (P < 0.0001). Bone-to-implant contact was not significantly influenced by the ratio of Bio-Oss and autogenous bone (P = 0.19) or the origin of the autogenous bone (P = 0.72). Fluorochrome labelling revealed extensive variation in bone-to-implant contact formation over time. The labelling at weeks 2-3 was significantly increased with A compared to E (OR = 8.1 CI: 5.0-13.1, P < 0.0001), whereas E showed a significantly increased labelling at weeks 8-9 compared to A (OR = 0.5 CI: 0.3-0.7, P = 0.0028).
CONCLUSIONS: The hypothesis of no differences in bone-to-implant contact between the various treatment modalities was rejected since the bone-to-implant contact was significantly increased with autogenous bone or Bio-Oss mixed with autogenous bone as compared to Bio-Oss. Early bone-to-implant contact formation was more advanced with autogenous bone. No differences between the use of mandibular or iliac bone grafts were observed since the bone-to-implant contact was not significantly influenced by the origin of the bone graft.

1. Membrane
2. Digital Dentistry
3. Orthodontic Implant
4. **Maxillary Sinus Floor Elevation**
5. Implant Overdenture
6. Implant Esthetic
7. Immediate Implant Placement
8. Implant Soft Tissue Management
9. Management of Complications in Implant Dentistry
10. Implant Occlusion

27 水圧を利用したソケットリフト法によるインプラント治療症例

宇田川宏孝（東京都開業）

文献：Moy PK, Lundgren S, Holmes RE. Maxillary sinus augmentation: histomorphometric analysis of graft materials for maxillary sinus floor augmentation. J Oral Maxillofac Surg 1993;51(8):857-862.

症例の概要

患者は44歳、女性。主訴は左側上顎臼歯部咬合痛。患歯は|2 6、頬側2根に破折。全身状態は特記すべき既往歴なし。顎位は安定、クレンチングの習癖はあるが顎関節に異常は認めない。

処置内容とその根拠

抜歯の創傷治癒後、Osstem社製CASKITを用いて水圧による膜挙上を利用したソケットリフト法により骨造成（骨補填材料は自家骨とHA）を行った。注水は2〜3回に分けて行うことと、生理食塩水を引き戻す際は注水量よりも若干少なめにする（引き戻し過ぎた場合、膜まで引っ張ってしまう）ということに留意した。

Zimmer Biomet Dental社製 Tapered Screw-vent® Implant（φ4.7×13mm）を埋入し、上部構造はメタルセラミクス冠を装着した。

口腔内に異常所見は確認されず、X線写真においても顕著な骨吸収像やインプラント周囲炎等の異常所見は観察されなかったことから、経過良好と判断した。患者は定期的なメインテナンスに応じ、機能回復に十分満足している。

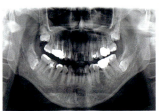
図1　初診時パノラマX線写真。

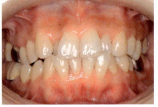
図2　同正面観。

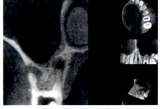
図3　感染根管処置時のCT画像。

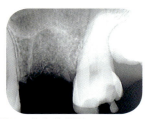
図4　抜歯後経過。

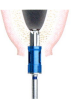
図5　Conical bone lid 形状ドリル。（画像提供：株式会社OSSTEM JAPAN）

図6　水圧による上顎洞粘膜挙上。水圧による膜挙上。一般的に3mm挙上で0.4cc、以降1mm挙上ごとに0.2ccの生理食塩水を使用する。（画像提供：株式会社OSSTEM JAPAN）

図7　骨補填材料填入。水圧による膜挙上を利用したソケットリフト法により骨造成を行い、インプラントを埋入した。（画像提供：株式会社OSSTEM JAPAN）

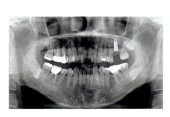
図8　術後パノラマX線写真。水圧を利用したソケットリフト法によってインプラント補綴を行い、顎位のさらなる安定と咀嚼機能の回復を得た。

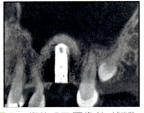
図9　術後CT画像（矢状断）。

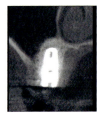
図10　術後CT画像（前頭断）。

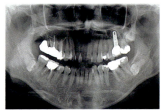
図11　上部構造装着後パノラマX線写真。

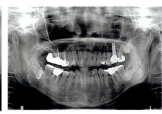
図12　上部構造装着後4年3ヵ月経過時パノラマX線写真。

28 ソケットリフト症例に対してサージカルテンプレートを用いて治療を行った症例

尾﨑哲英（東京都開業）

文献：Sarment DP, Sukovic P, Clinthorne N. Accuracy of implant placement with a stereolithographic surgical guide. Int J Oral Maxillofac Implants 2003 ;18(4):571-577.

症例の概要

初診は2015年6月。79歳、男性。右上で噛むと痛むという主訴で来院。主訴である6|は歯根破折しており抜歯した。補綴処置について説明を行い、患者はインプラント治療を希望した。処置部位は上顎洞底の低下がみられた。手術はサージカルテンプレートを併用し、ソケットリフトによる上顎洞底の挙上を行いインプラントを理想的な部位に埋入した。

処置内容とその根拠

7|も欠損していたため2本埋入を提案したが、経済的理由により6|に1本埋入することになった。近遠心的幅径を延長し7|と咬合させることとした。抜歯後4ヵ月でCT撮影用ステントを用いてCT撮影を行い治療計画を立てた。手術はサージカルテンプレートを用いて上顎洞底手前までツイストドリルで形成を行い、ソケットリフトキットを使用し上顎洞底を挙上しインプラントをシミュレーションどおりの部位に埋入した。

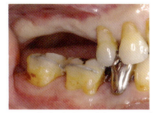
図1　角化歯肉は確保され、歯槽頂部の陥凹はGBRを行わなくても清掃性に問題ないと判断した。

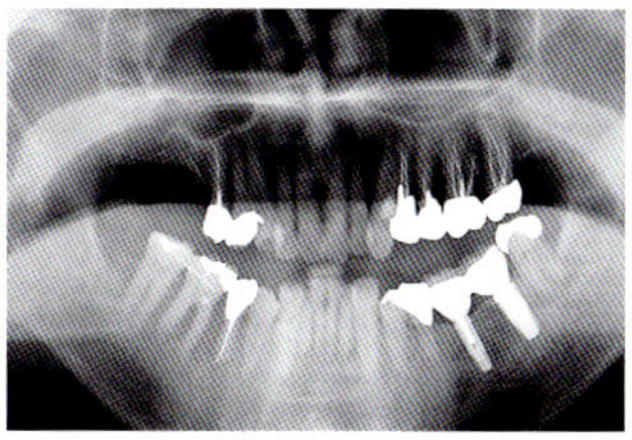

図2　抜歯後4ヵ月経過時パノラマX線写真。上顎洞底の低下がみられる。

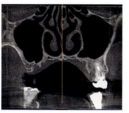
図3　CT画像において上顎洞の状態を診査した。炎症症状はなく、自然孔の開口が確認された。

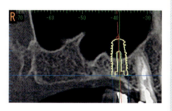
図4　既存骨は約6mmで上顎洞底挙上が必要である。

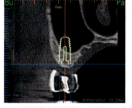
図5　頬舌的幅径は埋入に必要な既存骨が確認された。

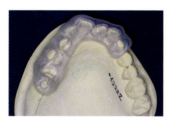
図6　シミュレーションをもとにサージカルテンプレートを製作した。（iCAT社Landmark Guide™）

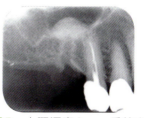
図7　上顎洞底1mm手前までガイドにより形成し、洞底の穿孔はソケットリフトキットで行った。

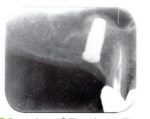
図8　インプラントはZimmer Biomet Dental社のT3インプラント5.0mm×11.5mmを埋入した。

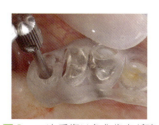
図9　二次手術は角化歯肉が確保されていたためガイドを用いてパンチアウトで行った。

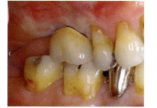
図10　最終補綴装置はセメントリテイニングでメタルオクルーザル、縁上マージンとした。

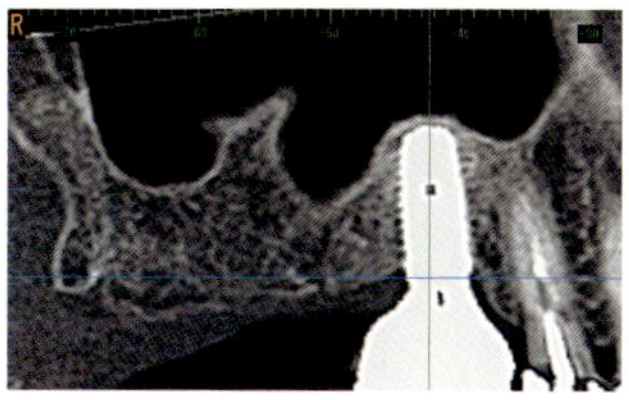

図11　術後CT画像：図4のシミュレーションの状態とほぼ同じ部位に埋入された。

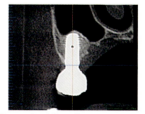
図12　頬舌的画像においても計画どおりで、ソケットリフトは有効であることが確認できた。

29 歯槽頂アプローチによるサイナスリフト症例

柏原　毅（東京都開業）

文献：Degidi M, Perrotti V, Piattelli A, Iezzi G. Mineralized bone-implant contact and implant stability quotient in 16 human implants retrieved after early healing periods: a histologic and histomorphometric evaluation. Int J Oral Maxillofac Implants 2010;25(1):45-48.

症例の概要

初診は2013年4月。53歳、女性。主訴は歯がぐらぐらで物が噛めないとのことであった。当初可綴式の義歯を製作するもインプラントによる補綴を希望したため下顎にはANKYLOS®インプラント4本、上顎にはサイナスリフトを施し、6ヵ月後のプラトンインプラント2本による再建を計画した。またサイナスリフトについては仕事柄、常に人前に立つ仕事であるので、可能な限り腫脹がでないようにしてほしいとの要望からラテラルアプローチによらず、歯槽頂からアプローチする方法を選択した。

処置内容とその根拠

保存不可能な歯を抜歯し義歯を製作するも固定式のものを希望されたのでインプラントによる再建に変更となった。下顎を優先してインプラントによる再建を図り、それから上顎の再建にとりかかった。上顎は歯槽頂アプローチにより上顎洞の挙上を図り、インプラントによる再建を行った。

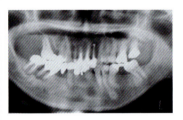

図1　初診時パノラマX線写真。大臼歯部に重度の骨吸収像を認める。

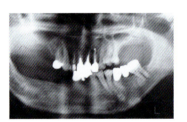

図2　保存不可能な歯を抜歯。右側上下顎臼歯部にインプラント治療を計画した。

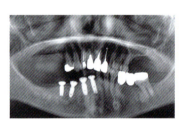

図3　下顎にはANKYLOS®インプラントφ3.5×8mmおよびφ3.5×9.5mm、計4本埋入。

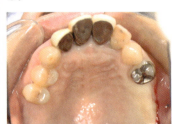

図4　上顎咬合面観。右上の上顎洞の挙上を計画。

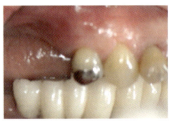

図5　上顎右側側方面観。

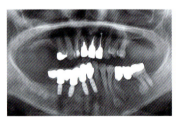

図6　歯槽頂アプローチにより上顎洞の挙上後（Bio-Oss®約4g使用）のパノラマX線写真。

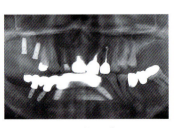

図7　約6ヵ月後にプラトンインプラントφ4.0×10mm 2本埋入。

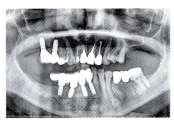

図8　約6ヵ月の免荷期間をおいて上部構造装着。

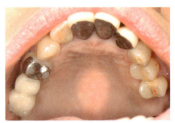

図9　上部構造装着後半年経過時上顎咬合面観。

上顎左右臼歯部にサイナスリフト後インプラント治療を行った症例

成瀬啓一（山形県開業）

文献：Yamamichi N, Itose T, Neiva R, Wang HL. Long-term evaluation of implant survival in augmented sinuses: a case series. Int J Periodontics Restorative Dent 2008;28(2):163-169.

症例の概要

|4 5 重度根尖性歯周炎であり、上顎洞まで骨の破壊吸収があり左側上顎洞炎を併発。耳鼻咽喉科より口腔治療を依頼される。

処置内容とその根拠

歯性上顎洞炎の症例は、原因歯の処置を行う必要がある。多くの場合抜歯をすることで上顎洞炎が治癒することが多い。この症例では、原因歯の抜歯を行い、徹底的な不良肉芽の掻爬を行い、抗生剤を6日間投与しただけで、重篤に破壊されていた骨が、6ヵ月でかなりの治癒を認めた。また、肥厚していた上顎洞粘膜は正常な状態まで治癒が認められた。上顎骨および上顎洞粘膜の治癒後、再度CTによる断層撮影で既存骨の厚みを計測したところ、|6 で骨の厚みは2mm、|7 で4.8mmであった。確実な上顎洞挙上術を行うため、ラテラルウインドウテクニックで骨補填材料を填入し、上顎洞粘膜の挙上を行った。

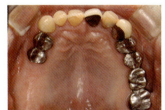

図1 初診時上顎咬合面観。左右臼歯部はMillerの歯の動揺度の分類で2度から3度のため咀嚼障害あり。

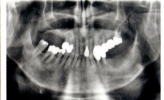

図2 同パノラマX線写真。残存歯に根尖病巣が認められる。

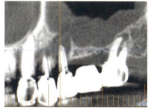

図3 左上CT臼歯部矢状断。|5 根尖病巣があり上顎洞底まで骨吸収し粘膜腫脹が認められる。

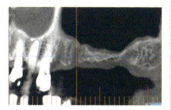

図4 左上CT臼歯部矢状断。|5 抜歯後上顎洞底まで骨の再生と粘膜治癒が認められる。

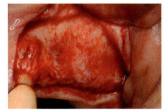

図5 左上臼歯部。粘膜切開剥離し、頬側の骨面にウインドウを形成した。

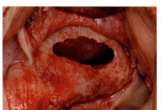

図6 ラテラルウインドウから上顎洞粘膜を挙上し、骨補填材料を填入。

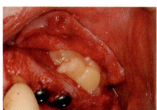

図7 Wall offで摘出した骨片をウインドウに戻し、PRGFメンブレンで被覆した。

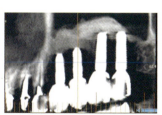

図8 左上CT臼歯部矢状断。|4 5、直径4mm 長さ11.5mm、|6 7、直径5mm 長さ15mm 埋入。

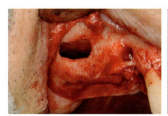

図9 右上臼歯部。粘膜切開剥離し、頬側の骨面にウインドウを形成し上顎洞粘膜を挙上した。

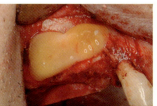

図10 右上臼歯部。骨補填材料を填入、Wall offで摘出した骨片をウインドウに戻し、PRGFメンブレンで被覆。

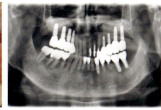

図11 術後パノラマX線写真。左右臼歯部サイナスリフト後 7 6 5 4|4 5 6 7 インプラント埋入。

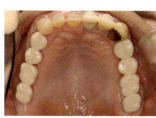

図12 同上顎咬合面観。左右臼歯部 7 6 5 4|4 5 6 7 ジルコニアクラウン装着。

1. Membrane
2. Digital Dentistry
3. Orthodontic Implant
4. Maxillary Sinus Floor Elevation
5. Implant Overdenture
6. Implant Esthetic
7. Immediate Implant Placement
8. Implant Soft Tissue Management
9. Management of Complications in Implant Dentistry
10. Implant Occlusion

31 クレスタルアプローチにおける手術中のリカバリー

水口稔之（東京都開業）

文献：Tan WC, Lang NP, Zwahlen M, Pjetursson BE. A systematic review of the success of sinus floor elevation and survival of implants inserted in combination with sinus floor elevation. Part II: transalveolar technique. J Clin Periodontol 2008;35(8 Suppl):241-254.

症例の概要

ラテラルアプローチではシュナイダー膜のパーフォレーションがある場合、術中に吸収性膜を使用してパーフォレーション部を保護することができる。しかし、通常のクレスタルアプローチでは小さなホールからのアプローチであるため、パーフォレーションが確認しにくいうえに小さいホールからの作業は大きく制限があり、手術中のリカバリーは行いにくい。しかし2011年に発表した「スリットリフト法」では、スリットからのアプローチであるため、吸収性膜を使用して閉鎖することができる。

処置内容とその根拠

患者は62歳、女性。5̲相当部の上顎洞底までの骨幅が1.1mmのみであった。手術中にシュナイダー膜のパーフォレーションを認めてM字に折った吸収性膜にて封鎖し、インプラントの埋入を行った。手術後のX線写真ではドーム状の挙上を認めた。さらに骨補填材料の漏れは認められなかった。その後、そのドーム状の挙上は維持され、上部構造装着後41ヵ月後も形態の変化がなかった。

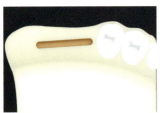
図1 骨をスリット状に削合して、薄くなったところを器具で挙上する。

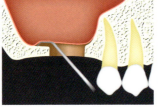
図2 スリット周囲3mm程度、手用器具にてシュナイダー膜の剥離を行う。

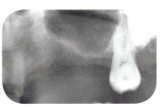
図3 図3〜図6は参考症例である。6̲相当部は既存骨が1mm程度である。

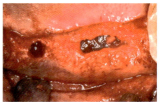
図4 シュナイダー膜を傷つけないように骨を削合してスリット状のウィンドウを形成する。

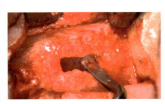
図5 手用器具を使用してスリットの周囲3mm幅でシュナイダー膜を剥離する。

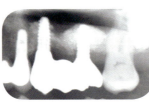
図6 上部構造セット時デンタルX線写真。

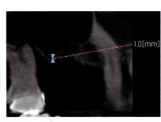
図7 5̲番相当部の既存骨は1mm程度しかない。

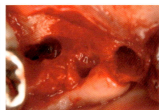
図8 スリット形成中にシュナイダー膜のパーフォレーションを認める。

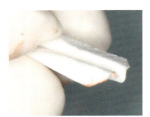
図9 吸収性膜をM字に折ってスリット内に入れたのち、内部で広げた。

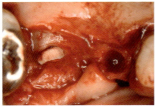
図10 吸収性膜にてパーフォレーション部を封鎖した。

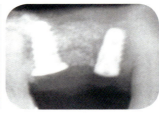
図11 術直後デンタルX線写真。骨補填材料の漏れは認められない。

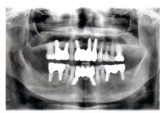
図12 上部構造セット時パノラマX線写真。

1. Membrane
2. Digital Dentistry
3. Orthodontic Implant
4. Maxillary Sinus Floor Elevation
5. Implant Overdenture
6. Implant Esthetic
7. Immediate Implant Placement
8. Implant Soft Tissue Management
9. Management of Complications in Implant Dentistry
10. Implant Occlusion

2歯連続欠損部にソケットリフトを併用したインプラント埋入症例

吉村慎一朗（神奈川県勤務）　32

文献：van den Bergh JP, ten Bruggenkate CM, Disch FJ, Tuinzing DB. Anatomical aspects of sinus floor elevations. Clin Oral Implants Res 2000;11(3):256-265.

症例の概要

患者は56歳、男性。主訴は噛めるようにしてほしいとのこと。顎堤の吸収した上顎臼歯部にインプラントを埋入する際、上顎洞挙上術を併用して埋入するケースが多い。安全かつ、確実で侵襲の少ない治療法が選択されるべきである。今回上顎左側臼歯欠損部へインプラント埋入手術を行った。患者への侵襲・シュナイダー膜の状況を鑑み、ソケットリフトを併用しインプラント埋入を行った。隣接するインプラント間のシュナイダー膜の確実な挙上が課題となった。

処置内容とその根拠

全顎的に咬合崩壊を起こしていたため、患者は咬合回復を強く望んでいた。上顎左側臼歯部は事前のCTを元に上顎洞底までの距離より－1mmの深さまで通常のドリリングを行い、シュナイダー膜の挙上は「K2バーティカルサイナスアプローチ」を併用して行った。インプラントはOsstem Implant社製TSIII SA FixtureO4.0を使用した。骨補填材料としてHAとβ-TCPを使用した。手術4ヵ月後、プロビジョナルレストレーションを装着し咬合の安定を図った後、最終補綴装置を装着した。

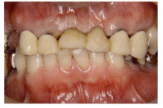
図1　初診時正面観。前歯部・臼歯部ともに不良補綴装置が存在している。

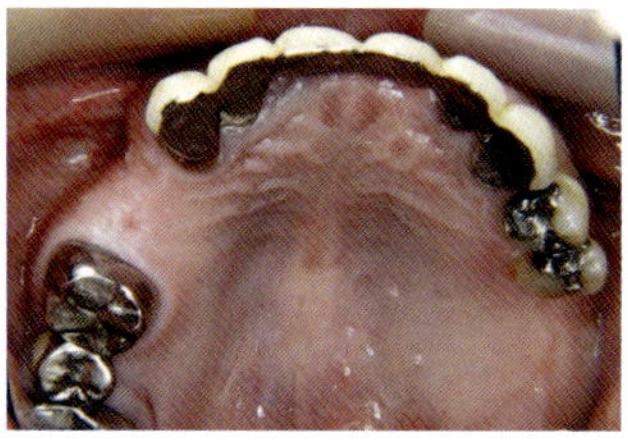

図2　同上顎咬合面観。両側ともに臼歯部欠損による咬合崩壊を起こしている。

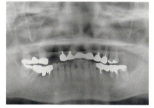
図3　同パノラマX線写真。今回は4|6 7に埋入を計画。

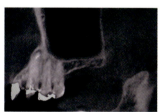
図4　術前CT画像。上顎洞までの距離は、|6相当部は5mm。|7相当部は約4mm。

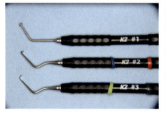
図5　K2バーティカルサイナスアプローチ（以下K2）を併用しソケットリフトを行った。

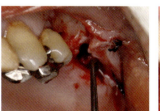
図6　術中写真。|6 7間のシュナイダー膜も確実に挙上されるよう配慮した。

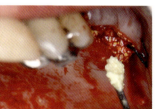
図7　骨補填材料としてHA・β-TCP・ミノサイクリンを混合し填入。

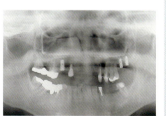
図8　術後パノラマX線写真。理想的な位置・深度・方向に埋入されている。

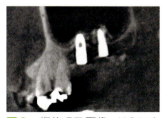
図9　術後CT画像。K2により確実なリフティング、また|6 7間の挙上も正確に行えた。

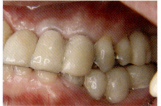
図10　プロビジョナルレストレーション装着。咬合安定を図るため咬合挙上を行った。

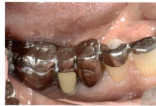
図11　右側臼歯部には咬合挙上用のメタルプレートを製作し装着。左右ともに約2mmの咬合挙上を行った。

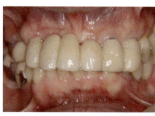
図12　プロビジョナルレストレーションにより審美性・咬合安定が確保されたため、最終補綴へと移行した。

1. Membrane
2. Digital Dentistry
3. Orthodontic Implant
4. Maxillary Sinus Floor Elevation
5. Implant Overdenture
6. Implant Esthetic
7. Immediate Implant Placement
8. Implant Soft Tissue Management
9. Management of Complications in Implant Dentistry
10. Implant Occlusion

5 Implant Overdenture

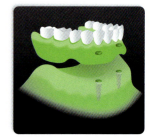

インプラントオーバーデンチャー：
インプラントによって支持されるオーバーデンチャー。通常は無歯顎に対して2～4本のインプラントを支台として用いるが、ISPDとして部分床義歯に応用されることもある。義歯の維持のみをインプラントに期待する場合と支持も期待する場合とがある。

今読むべきインパクトの高いベスト10論文

1 Preciado A, Del Río J, Lynch CD, Castillo-Oyagüe R. A new, short, specific questionnaire (QoLIP-10) for evaluating the oral health-related quality of life of implant-retained overdenture and hybrid prosthesis wearers. J Dent 2013;41(9):753-763.
インプラント支持型オーバーデンチャーもしくはハイブリッド型補綴装置を装着した患者の口腔内環境やQOLを評価するための新規簡易型特定領域質問表 (QoLIP-10) について

2 Meijer HJ, Raghoebar GM, de Waal YC, Vissink A. Incidence of peri-implant mucositis and peri-implantitis in edentulous patients with an implant-retained mandibular overdenture during a 10-year follow-up period. J Clin Periodontol 2014;41(12):1178-1183.
10年のフォローアップ期間における無歯顎患者へのインプラント支持型下顎オーバーデンチャーのインプラント周囲粘膜炎とインプラント周囲炎の発症率

3 Elsyad MA, Elsaih EA, Khairallah AS. Marginal bone resorption around immediate and delayed loaded implants supporting a locator-retained mandibular overdenture. A 1-year randomised controlled trial. J Oral Rehabil 2014;41(8):608-618.
下顎インプラントオーバーデンチャーにロケーターアタッチメントを適応した即時および待時荷重インプラント周囲の骨吸収：1年のランダム化比較試験

4 Jofre J, Castiglioni X, Lobos CA. Influence of minimally invasive implant-retained overdenture on patients' quality of life: a randomized clinical trial. Clin Oral Implants Res 2013;24(10):1173-1177.
患者のQOLに与える最小限の侵襲を目的としたインプラント支持型オーバーデンチャーの影響：ランダム化比較試験

5 Kobayashi M, Srinivasan M, Ammann P, Perriard J, Ohkubo C, Müller F, Belser UC, Schimmel M. Effects of in vitro cyclic dislodging on retentive force and removal torque of three overdenture attachment systems. Clin Oral Implants Res 2014;25(4):426-434.
3種類のオーバーデンチャーアタッチメントシステムの保持力と除去トルクに関する周期的非荷重の in vitro における影響

6 Chen KW, Lin TM, Liu PR, Ramp LC, Lin HJ, Wu CT, Pan YH. An analysis of the implant-supported overdenture in the edentulous mandible. J Oral Rehabil 2013;40(1):43-50.
下顎無歯顎へのインプラント支持型オーバーデンチャーの分析

7 Slot W, Raghoebar GM, Vissink A, Meijer HJ. A comparison between 4 and 6 implants in the maxillary posterior region to support an overdenture; 1-year results from a randomized controlled trial. Clin Oral Implants Res 2014;25(5):560-566.
オーバーデンチャー支持のための上顎臼歯部領域への4もしくは6本インプラント埋入の比較；1年のランダム化比較試験の結果

8 Elsyad MA, Mahanna FF, Elshahat MA, Elshoukouki AH. Locators versus magnetic attachment effect on peri-implant tissue health of immediate loaded two implants retaining a mandibular overdenture: a 1-year randomised trial. J Oral Rehabil 2016;43(4):297-305.
下顎オーバーデンチャーを支持する2本の即時荷重インプラントの、インプラント周囲組織の健康に対するロケーターとマグネットアタッチメントの影響：1年のランダム化試験

9 Bidra AS. The 2-visit CAD-CAM implant-retained overdenture: a clinical report. J Oral Implantol 2014;40(6):722-728.
CAD-CAMを用いた2回来院によるインプラント支持型オーバーデンチャー：臨床報告

10 Shelley AM, Glenny AM, Goodwin M, Brunton P, Horner K. Conventional radiography and cross-sectional imaging when planning dental implants in the anterior edentulous mandible to support an overdenture: a systematic review. Dentomaxillofac Radiol 2014;43(2):20130321.
下顎無歯顎へのインプラントオーバーデンチャーを支持する前歯部領域へのインプラント埋入を計画する際の従来のX線撮影法と断層像について：システマティックレビュー

1. Membrane
2. Digital Dentistry
3. Orthodontic Implant
4. Maxillary Sinus Floor Elevation
5. **Implant Overdenture**
6. Implant Esthetic
7. Immediate Implant Placement
8. Implant Soft Tissue Management
9. Management of Complications in Implant Dentistry
10. Implant Occlusion

Incidence of peri-implant mucositis and peri-implantitis in edentulous patients with an implant-retained mandibular overdenture during a 10-year follow-up period.

10年のフォローアップ期間における無歯顎患者へのインプラント支持型下顎オーバーデンチャーのインプラント周囲粘膜炎とインプラント周囲炎の発症率

Meijer HJ, Raghoebar GM, de Waal YC, Vissink A.

目的：2編の前向き研究のサブ分析の目的は、無歯顎患者への10年間のフォローアップ期間におけるインプラント支持型下顎オーバーデンチャーのインプラント周囲粘膜炎およびインプラント周囲炎の発症率について調べることである。

材料および方法：下顎オーバーデンチャーを支持する2本の骨内インプラントを有している150名の無歯顎患者が2編の前向き研究から抽出された。臨床的およびX線学的パラメータについてオーバーデンチャー装着後、5および10年で評価された。インプラント周囲粘膜炎およびインプラント周囲炎の発症率はインプラント周囲炎に対するConsensus of the Seventh European Workshop on Periodontologyに基づいてインプラントおよび患者レベルで算出された。

結果：インプラント周囲粘膜炎の患者レベルの発症率は、5年後評価で51.9%、10年後評価で57.0%であった。インプラント周囲炎の患者レベルの発症率は、5年後評価で16.9%、10年後評価で29.7%であった。

結論：インプラント周囲粘膜炎およびインプラント周囲炎は無歯顎患者にも発症し、その数は多かった。

（J Clin Periodontol 2014;41(12):1178-1183.）

OBJECTIVES: The aim of this sub-analysis of two prospective studies was to assess the incidence of peri-implant mucositis and peri-implantitis in fully edentulous patients with an implant-retained mandibular overdenture during a 10-year follow-up period.
MATERIAL AND METHODS: One hundred and fifty edentulous patients with two endosseous implants to support a mandibular overdenture were available from two prospective studies. Clinical and radiographic parameters were assessed at 5 and 10 years of functional loading. Incidence of peri-implant mucositis and peri-implantitis were calculated at implant level and patient level following the Consensus of the Seventh European Workshop on Periodontology on peri-implant diseases.
RESULTS: Incidence of peri-implant mucositis at patient level was 51.9% after 5 years of evaluation and 57.0% after 10 years. Incidence of peri-implantitis at patient level was 16.9% after 5 years of evaluation and 29.7% after 10 years.
CONCLUSION: Peri-implant mucositis and peri-implantitis do occur in totally edentulous patients and incidence numbers are high.

Marginal bone resorption around immediate and delayed loaded implants supporting a locator-retained mandibular overdenture. A 1-year randomised controlled trial.

下顎インプラントオーバーデンチャーにロケーターアタッチメントを適応した
即時および待時荷重インプラント周囲の骨吸収：1年のランダム化比較試験

Elsyad MA, Elsaih EA, Khairallah AS.

要旨：この1年の研究は下顎へのロケーターアタッチメントを適用したインプラントオーバーデンチャーの即時および待時荷重インプラントの歯槽頂骨吸収と臨床結果を比較検討することである。ランダム化比較試験において装着している下顎義歯の安定の改善を希望した36名の無歯顎患者（平均年齢59.6歳）が無作為に2つのグループに分けられた。各患者には、2本のインプラントを下顎犬歯相当部に最小限のフラップ翻転後に埋入した。インプラントはそれぞれ下顎オーバーデンチャーによってインプラント埋入後の異なる時期、すなわち3ヵ月後（待時荷重群、G1）と埋入時（即時荷重群、G2）に荷重をかけた。すべてのインプラントオーバーデンチャーはロケーターアタッチメントを用いた。インプラント周囲の垂直的（VBL）および水平的（HBLO）骨吸収と臨床パラメータ［プラーク指数（PI）、歯肉炎指数（GI）、プロービングデプス（PD）、インプラント安定性（ISQ）］がオーバーデンチャー装着0日後（T0）、6ヵ月後（T6）、12ヵ月後（T12）に評価された。オーバーデンチャー装着後12ヵ月においてG2で2本のインプラント（5.5%）が喪失した。垂直的骨吸収がG1に比較してG2で顕著に認められたが、水平的には両群間で差は見られなかった。すべての臨床パラメータ（PI、GI、PD、ISQ）は両群間で大きな差を認めなかった。垂直的骨吸収はPDおよびHBLOと著明な相関関係を示した。ロケーターアタッチメントを適用した下顎オーバーデンチャーを支持している即時荷重された2本のインプラントは、1年後において待時荷重インプラントに比較してより垂直的骨吸収と関連した。臨床パラメータの結果は、荷重時期の違いに影響されなかった。

(J Oral Rehabil 2014 ;41(8):608-618.)

The aim of this 1-year study was to evaluate and compare crestal bone loss and clinical outcomes of immediate and delayed loaded implants supporting mandibular overdentures with Locator attachments. In a randomised controlled clinical trial, 36 completely edentulous patients (mean age 59.6 years) who desired to improve the stability of their mandibular dentures were randomly assigned into two groups. Each patient received two implants in the canine area of the mandible after a minimal flap reflection. Implants were loaded by mandibular overdentures either 3 months (delayed loading group, G1) or the same day (immediate loading group, G2) after implant placement. Locator attachments were used to retain all overdentures to the implants. Peri-implant vertical (VBL) and horizontal (HBLO) bone losses and clinical parameters [plaque scores (PI), gingival scores (GI), probing depths (PD) and implant stability (ISQ)] were assessed at time of overdenture insertion (T0), 6 months (T6) and 12 months (T12) after overdenture insertion. After 12 months of overdenture insertion, two implants (5.5%) failed in G2. Vertical bone loss was significantly higher in G2 compared with G1, while HBLO demonstrated insignificant differences between groups. All clinical parameters (PI, GI, PD and ISQ) did not differ significantly between groups. Vertical bone loss was significantly correlated with PD and HBLO. Immediately loaded two implants supporting a Locator-retained mandibular overdenture are associated with more vertical bone resorption when compared to delayed loaded implants after 1 year. Clinical outcomes do not differ significantly between loading protocols.

Conventional radiography and cross-sectional imaging when planning dental implants in the anterior edentulous mandible to support an overdenture: a systematic review.

下顎無歯顎へのインプラントオーバーデンチャーを支持する前歯部領域へのインプラント埋入を計画する際の従来のX線撮影法と断層像について：システマティックレビュー

Shelley AM, Glenny AM, Goodwin M, Brunton P, Horner K.

このシステマティックレビューの目的は、下顎無歯顎へのインプラントオーバーデンチャーを計画するために前歯部領域へ2本のインプラント埋入をする際、術前のコーンビームCTなどの断層像の利用が診断、治療結果に効果的かどうかについて検討することである。

2013年2月までの文献検索を電子データベース（Cochrane Oral Health Group's Trials Register: CENTRAL、MEDLINE®、Embase）上で行った。各論文が、下顎前歯部領域へのインプラント埋入時に従来法と断層像を比較するという選択基準を満たしているか吟味された。質評価ツールが、基準を満たした研究のバイアスリスクの評価に用いられた。プール定量分析は可能でないことから統合による定性分析を行った。2,374編の検索論文のうち5編が選択基準を満たした。これらの研究の統合分析は、母集団が小さいこと、臨床的多様性、高いバイアスリスクのため行えなかった。しかしながら、断層像がより挑戦的な症例において治療効果をもたらす可能性があることが推測できる。有効性という観点から、口腔内領域へのインプラント埋入を計画する際に、どれが最適な画像診断法であるかを支持するエビデンスはこのレビューにはない。以上より断層像をすべてのインプラント埋入予定部位の評価に使用するべきであるという考えをエビデンスによってサポートすることは困難である。

（Dentomaxillofac Radiol 2014;43(2):20130321.）

The objectives for this systematic review were to determine if the pre-operative availability of cross-sectional imaging, such as cone beam CT, has a diagnostic impact, therapeutic impact or impact on patients' outcome when placing two dental implants in the anterior mandible to support an overdenture. The Cochrane Oral Health Group's Trials Register (CENTRAL), MEDLINE® and Embase were searched up to, and including, February 2013. Studies were considered eligible for inclusion if they compared the impact of conventional and cross-sectional imaging when placing dental implants in sites including the anterior mandible. An adapted quality assessment tool was used for the assessment of the risk of bias in included studies. Pooled quantitative analysis was not possible and, therefore, synthesis was qualitative. Of 2374 potentially eligible papers, 5 studies were included. Little can be determined from a synthesis of these studies because of their small number, clinical diversity and high risks of bias. Notwithstanding, it may be tentatively inferred that cross-sectional imaging has a therapeutic impact in the more challenging cases. In terms of impact, this review has found no evidence to support any specific imaging modality when planning dental implant placement in any region of the mouth. Therefore, those who argue that cross-sectional imaging should be used for the assessment of all dental implant sites are unsupported by evidence.

33 下顎無歯顎にナローインプラントを使用したオーバーデンチャー症例

池田岳史（長野県開業）

文献：Naert I, Alsaadi G, van Steenberghe D, Quirynen M. A 10-year randomized clinical trial on the influence of splinted and unsplinted oral implants retaining mandibular overdentures: peri-implant outcome. Int J Oral Maxillofac Implants 2004;19(5):695-702.

症例の概要

患者は90歳、男性。主訴はしっかり食べられる入れ歯を作って欲しいとのこと。全身的既往歴の特記事項なし。歯科的既往歴は約20年前より上下顎総義歯。

初診時に使用していた総義歯は安定性に欠けており、円滑に咀嚼ができない状態であった。顎堤吸収も著しく、LOCATOR® を用いたインプラントオーバーデンチャーで補綴を行い、義歯の維持安定を図ることとした。

処置内容とその根拠

本症例では、旧義歯を修理・安定させたのち、コピーデンチャーを製作し、装着した状態でのCBCT画像からアタッチメントスペースを考慮した埋入ポジションを求めた。

その後、φ3.3×10mm のナローインプラントをオトガイ孔間に2本埋入、その際にGBR等のテクニックは行わない低侵襲な手術とした。十分な免荷期間を設け、LOCATOR® を装着し、新義歯をインプラントオーバーデンチャーとした。術後1年、経過良好である。

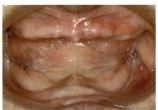 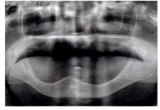 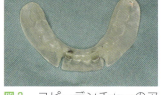 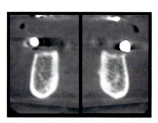

図1、2　初診時正面観およびパノラマX線写真。上下顎無歯顎で、不安定な総義歯を使用していた。

図3　コピーデンチャーのアタッチメントスペースに鉛を入れ、CT撮影。

図4　アタッチメントスペースの中央は残存骨の唇側に位置している。

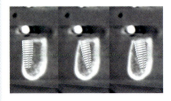 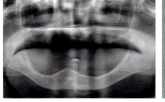 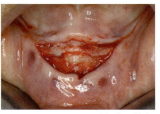 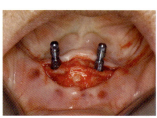

図5　ナローインプラントを用いることで低侵襲に既存骨への埋入が可能となる（中央）。

図6　今回はチタン合金インプラントを選択したが、たとえgrade IVインプラントであっても予知性は高い。

図7　切開を入れ、慎重に軟組織の剥離を行う。

図8　直径3.3mm のナローインプラントを埋入した。唇側骨の保存が確認できる。

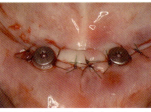 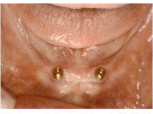 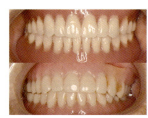 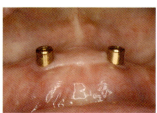

図9　手術回数が少なくなるよう一回法を選択した。

図10　LOCATOR® を装着後は食生活が著しく変化したとのこと。

図11　治療前（下）後（上）正面観。適正なモールド、排列により口腔周囲組織に調和している。

図12　LOCATOR® 装着後1年経過。インプラント周囲組織の状態は良好である。

1. Membrane
2. Digital Dentistry
3. Orthodontic Implant
4. Maxillary Sinus Floor Elevation
5. **Implant Overdenture**
6. Implant Esthetic
7. Immediate Implant Placement
8. Implant Soft Tissue Management
9. Management of Complications in Implant Dentistry
10. Implant Occlusion

インプラントを用いたオーバーデンチャーで咬合回復を行った症例の長期経過

迫田竜二（大分県開業）

34

文献：Sadowsky SJ. Mandibular implant-retained overdentures: a literature review. J Prosthet Dent 2001;86(5):468-473.

症例の概要

初診は2002年10月。61歳、女性。欠損部を放置していたため咬合が崩壊している状態であった。下顎は部分床義歯、上顎は|3にインプラントを埋入し（ブローネマルクシステムインプラント φ3.75×13mm）、翌年9月インプラント部には内冠としてカスタムアバットメントを製作し、残存歯である6543|を含めて5本支台とするコーヌスタイプのオーバーデンチャーを装着し、メインテナンスを開始した。

処置内容とその根拠

2007年1月、予後不良が考えられる|1を抜歯した。その後、特に問題もなく経過良好であったが、2014年3月、骨粗鬆症の治療に際し、内科医の依頼により|1 2を抜歯した。オーバーデンチャーであるため、抜歯にともなうリペアを容易に行うことができた。治療終了後はおおむね6ヵ月ごとにメインテナンスに来院されており、インプラント周囲骨や軟組織は安定している。内外冠の脱離、破損もなく、経過は良好である。

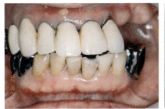

図1 初診時正面観。

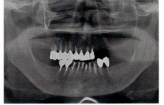

図2 同パノラマX線写真。

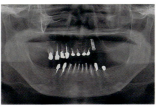

図3 2003年3月。|3にインプラントを埋入。

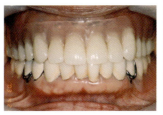

図4 2003年4月。上顎コーヌスタイプの仮義歯装着。下顎は部分床義歯装着。

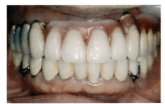

図5 2003年8月。上顎コーヌス内外冠、インプラント部カスタムアバットメント試適。

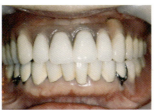

図6 2003年9月。上顎コーヌスタイプのオーバーデンチャー装着。

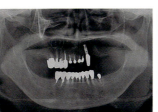

図7 2003年9月。上顎内冠、インプラント部カスタムアバットメント装着時パノラマX線写真。

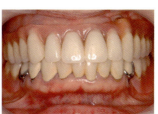

図8 2010年9月。治療終了後約7年経過時正面観。

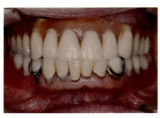

図9 2016年6月。治療終了後約13年経過時正面観。

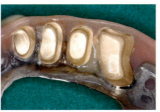

図10 同上顎コーヌスタイプのオーバーデンチャー外冠内面。清掃状態は良好である。

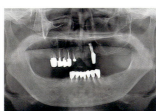

図11 同パノラマX線写真。残存歯部コーヌス支台歯、インプラント部の予後は良好である。

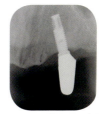

図12 同インプラント部デンタルX線写真。インプラント部の予後は良好である。

1. Membrane
2. Digital Dentistry
3. Orthodontic Implant
4. Maxillary Sinus Floor Elevation
5. **Implant Overdenture**
6. Implant Esthetic
7. Immediate Implant Placement
8. Implant Soft Tissue Management
9. Management of Complications in Implant Dentistry
10. Implant Occlusion

35　3Dプリンターによる義歯製作の検討

田中譲治（千葉県開業）

文献：Inokoshi M, Kanazawa M, Minakuchi S. Evaluation of a complete denture trial method applying rapid prototyping. Dent Mater J 2012 ;31(1):40-46. Epub 2012 Jan 21.

症例の概要

患者は73歳、女性。下顎義歯の不安定により来院。説明と同意により2本支台インプラントオーバーデンチャー（以下、IOD）を計画。通法に従い印象採得後、CTマーカー付咬合床で咬合採得を行い、CT撮影も行った。また、光学印象も行った。これらのデータをもとにバーチャル上で義歯の排列を行った。仮義歯を試適後、3Dプリンターで最終補綴の床部分を造形後、人工歯を装着し完成させた。維持安定もすぐれ経過良好である。

処置内容とその根拠

CAD/CAMの進歩は目覚しく、CADによる義歯の排列、CAMにおいても削り出しだけでなく3Dプリンターの利用が確立し始めている。3Dプリンターは削り出しと比べて、アンダーカットの形状も容易で、バーの摩耗による寸法変位の解消、短時間で低コスト、完全自動化のシステムなど製作効率向上、また、複製義歯が簡便に製作でき、ディスポーザブル義歯や在宅診療への応用など、さまざまな可能性があると考えられた。

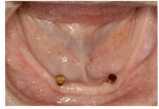
図1　年齢を考慮して、取り外しが楽な磁性アタッチメントによるIODとした。

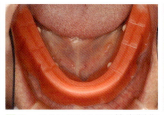
図2　CAD/CAMで義歯製作を計画。通法に従い印象採得後、咬合床にて咬合採得。

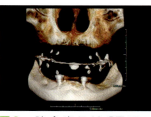
図3　咬合床にはCTマーカーが埋め込んであり、咬合採得している状態でのCT撮影。

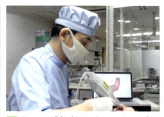
図4　口腔内スキャナー（3Shape）による口腔内の光学印象も行った。

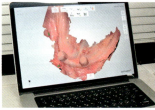
図5　カラーで口腔内を鮮明に再現。避けられなかった印象材、石膏硬化歪を解消できる。

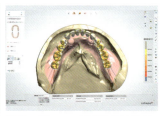
図6　Shape義歯専用ソフトを用いることで、バーチャル上で義歯排列ができる。

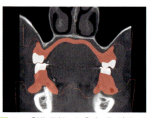
図7　「模型」と「咬合床」と「CT」の重ねあわせにより顎骨も考慮した新しい排列法が可能。

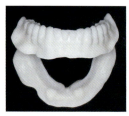
図8　簡易3Dプリンターによる仮義歯。試適により必要なら修正し、最終補綴へつなげる。

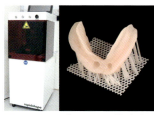
図9　3Dプリンター義歯専用レジン（NextDent社）を用いて最終補綴の床部分を3Dプリンターにて造形後、人工歯を装着。

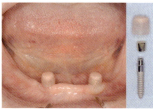
図10　義歯内面凹部にソフトライナータフ（トクヤマデンタル）を盛り、レジンキャップ付マグネットを吸着した口腔内に戻す。

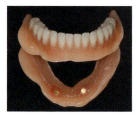
図11　硬化後義歯を外すことで、レジンキャップ付マグネットが義歯内面に取り込まれる。

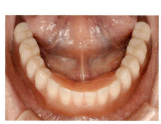
図12　維持安定もすぐれ経過良好。3Dプリンターにより製作効率の大幅な改善などさまざまな可能性がある。

磁性アタッチメントを用いたインプラントオーバーデンチャーにて咬合回復を行った症例

行方隆博（東京都勤務）

36

文献：Naert I, Alsaadi G, van Steenberghe D, Quirynen M. A 10-year randomized clinical trial on the influence of splinted and unsplinted oral implants retaining mandibular overdentures: peri-implant outcome. Int J Oral Maxillofac Implants 2004;19(5):695-702.

症例の概要

　初診は平成26年5月。55歳、女性。主訴は前歯がぐらついて噛めないとのこと。上顎は動揺が激しく、保存不可な状態であり、患者自身も外科処置に不安を抱えている状態であった。下顎のインプラント治療を行ったことで、不安感はなくなり、上顎インプラント治療に移行した。顎堤形態不全を考慮しインプラントオーバーデンチャー（以下、IOD）を用いて咬合回復を試みた。IOD装着後1年8ヵ月と短いが良好な経過を得られているので報告する。

処置内容とその根拠

　下顎インプラント補綴後、上顎デンチャーの噛みにくさが気になり、インプラント治療を希望した。上顎洞粘膜の肥厚もあり、サイナスリフトを行わずインプラント治療を行うことにした。残存骨形態不良のため、埋入位置埋入角度に制限がある中でアタッチメントは磁性アタッチメントを選択した。通法どおりインプラント埋入を行い、4ヵ月の免荷期間を置き二次手術を行った後、MACS system を用いた IOD 製作に移った。

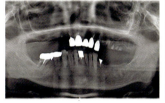
図1　初診時パノラマX線写真。上顎の動揺は激しく、保存困難である。

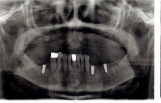
図2　下顎インプラント埋入。患者の不安も消失し、上顎インプラント埋入に移る。

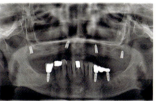
図3　上顎インプラント埋入。犬歯部は残存骨から傾斜埋入となった。

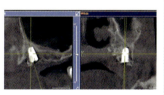
図4　8|インプラント埋入後CT画像。頰舌的にも骨幅も十分あり深度も問題ない。

図5　3|インプラント埋入後CT画像。頰舌的に薄く傾斜が強い。

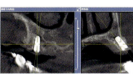
図6　|3インプラント埋入後CT画像。傾斜は強く3|と比較するとインプラント間は40°以上ある。

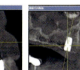
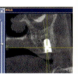
図7　|8インプラント埋入後CT画像。右上と同様に骨幅もあり、問題ない。

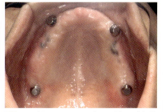
図8　埋入4ヵ月経過後、粘膜の安定を確認後にキーパー装着。両側3の傾斜は強め。

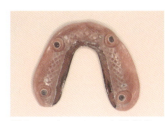
図9　アタッチメント装着後。磁性アタッチメントは MACS-system を用いた。

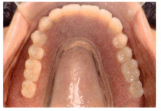
図10　義歯装着後咬合面観。違和感軽減のため、無口蓋のオーバーデンチャーとした。

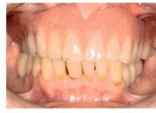
図11　無口蓋のため、側方力の抵抗のために義歯床縁は筋頰移行部深部に設定した。

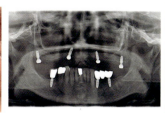
図12　術後1年8ヵ月経過時パノラマX線写真。骨吸収もなく安定している。

- 1. Membrane
- 2. Digital Dentistry
- 3. Orthodontic Implant
- 4. Maxillary Sinus Floor Elevation
- **5. Implant Overdenture**
- 6. Implant Esthetic
- 7. Immediate Implant Placement
- 8. Implant Soft Tissue Management
- 9. Management of Complications in Implant Dentistry
- 10. Implant Occlusion

37 ロケーターアバットメントを用いて機能回復をした症例

矢田孔太朗(滋賀県開業)

文献:Fontijn-Tekamp FA, Slagter AP, van't Hof MA, Geertman ME, Kalk W. Bite forces with mandibular implant-retained overdentures. J Dent Res 1998;77(10):1832-1839.

症例の概要

主訴は上顎前歯部の動揺。50代、男性。全身的特記事項なし。上顎にインプラント埋入しロケーターアバットメントを併用したインプラントオーバーデンチャー(以下、IOD)を採用した。前歯部の抜歯後は暫間インプラントを併用し治癒期間も義歯が安定するように配慮した。

処置内容とその根拠

上顎前歯ブリッジに関しては保存不可能と診断。暫間インプラントを埋入し、骨の回復を待った。2015年12月、テンポラリーインプラント埋入。2016年4月ITIインプラント φ4.1×10mm RN SPを3本埋入。2016年10月、ロケーターアバットメントを用いたIODを装着。まだ、経過が短いので今後も注意深く推移を見守る必要がある。

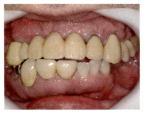
図1 初診時正面観。歯肉の腫脹を認める。

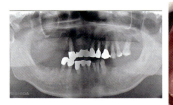
図2 同パノラマX線写真。抜歯前。

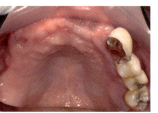
図3 前歯部抜歯後口腔内写真。抜歯後約2ヵ月経過。

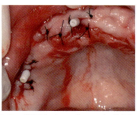
図4 暫間インプラント埋入時口腔内写真。

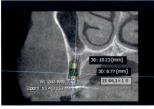
図5 術前CT分析画像。5相当部。

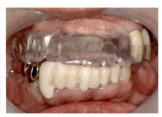
図6 簡易ステント装着時口腔内写真。

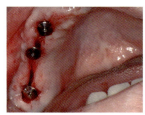
図7 手術時口腔内写真。1回法を選択。

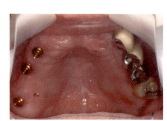
図8 ロケーターアバットメント装着時口腔内写真。

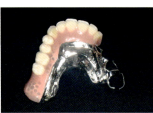
図9 上顎IOD完成時写真。無口蓋型を選択。

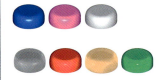
図10 リプレイスメントメイル。インプラント間の角度が10°以下用であり、維持力は0.68kgのブルーを選択。(画像提供:Straumann Japan)

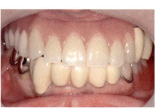
図11 最終補綴装置装着後正面観。

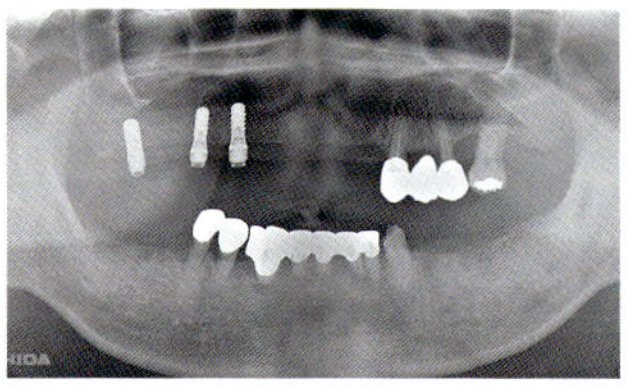

図12 同パノラマX線写真。

歯周組織再生療法とインプラント治療で欠損拡大の予防をした症例

若松義昌（茨城県開業）

文献：Campos CH, Gonçalves TM, Garcia RC. Implant-Supported Removable Partial Denture Improves the Quality of Life of Patients with Extreme Tooth Loss. Braz Dent J 2015;26(5):463-467.

症例の概要

初診は2012年7月。61歳、女性。下顎義歯の不調を主訴に来院。下顎両側臼歯部欠損と上顎Ⅱ度分岐部病変や垂直性骨欠損をともなった中等度慢性歯周炎であった。

当初は欠損部に対してインプラント治療を拒否された。上顎前歯部への悪影響を説明し、上顎に再生療法を含めた歯周治療とブリッジ、下顎に従来の部分床義歯を計画した。1年経過後、上顎前歯部にリセッションを認め、同意が得られたため、下顎臼歯部に2本のインプラントを埋入しインプラントオーバーデンチャーを製作した。

処置内容とその根拠

下顎両側臼歯部欠損のEichnerの分類B4の状態は、今後、重度な欠損歯列といわれる前後すれ違い咬合に移行しやすい。臨床では重症化への流れを止めることが求められる。歯周治療を行ったことが、患者のモチベーションを上げ、インプラント治療を受け入れた要因の一つと考えられた。下顎両側遊離端欠損がインプラント治療により中間歯欠損様状態になったことで、欠損拡大の予防が期待できる。

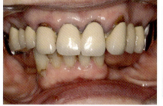
図1　Eichnerの分類はB4（下顎両側臼歯部欠損）。

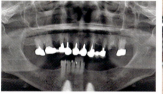
図2　上顎は全歯に4mm以上のポケットがあり、一部垂直的な骨欠損が存在する。

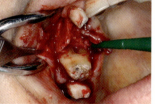
図3　6|Ⅱ度の分岐部病変に対して歯周組織再生療法とFGGを施行した。

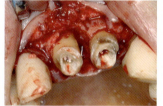
図4　1|2壁性骨欠損に対して歯周組織再生療法を施行した。

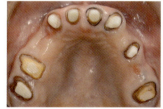
図5　印象採得前の状態。ポケットは改善してメインテナンス可能な状態になっている。

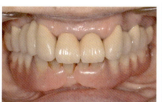
図6　補綴装置装着時正面観。インプラントを拒否していたため下顎は従来のオーバーデンチャーを装着している。

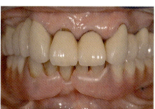
図7　補綴装置装着後1年経過時正面観。下顎前歯の突上げのせいか上顎前歯部にリセッションが認められる。

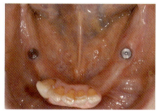
図8　6|6相当部にインプラントの埋入を行い、磁性アタッチメントを用いた。

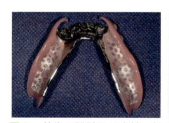
図9　義歯の設計には支持・把持を考慮。強度をだすためインプラント上も金属で覆う。

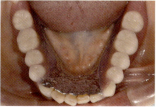
図10　歯周治療の成果もあり、意欲も上がりインプラントオーバーデンチャー治療に同意。

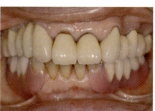
図11、図12　2本のインプラントがあることで両側遊離端欠損から中間歯欠損様の状態になり、義歯の回転・沈下を抑えられ、さらなる欠損の拡大の予防が期待できる。

1. Membrane
2. Digital Dentistry
3. Orthodontic Implant
4. Maxillary Sinus Floor Elevation
5. Implant Overdenture
6. Implant Esthetic
7. Immediate Implant Placement
8. Implant Soft Tissue Management
9. Management of Complications in Implant Dentistry
10. Implant Occlusion

6 Implant Esthetic

インプラント審美：
健康でかつ高さ、量、色調、そしてカントゥアを含めた審美性の高いインプラント周囲組織は健康的な周囲の天然歯と調和がとれていなければならない。インプラント治療において一般的に上顎前歯部の審美修復の難易度は高く、また複雑な術式が必要であると考えられる。

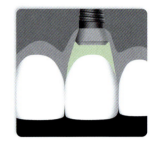

今読むべきインパクトの高いベスト10論文

1 Tarnow DP, Chu SJ, Salama MA, Stappert CF, Salama H, Garber DA, Sarnachiaro GO, Sarnachiaro E, Gotta SL, Saito H. Flapless postextraction socket implant placement in the esthetic zone: part 1. The effect of bone grafting and/or provisional restoration on facial-palatal ridge dimensional change-a retrospective cohort study. Int J Periodontics Restorative Dent. 2014;34(3):323-331.
審美領域への抜歯後フラップレスインプラント埋入：パート１．唇 - 口蓋側方向の歯槽堤の変化に及ぼす骨移植やプロビジョナルレストレーションの影響について－後ろ向きコホート研究

2 Slagter KW, den Hartog L, Bakker NA, Vissink A, Meijer HJ, Raghoebar GM. Immediate placement of dental implants in the esthetic zone: a systematic review and pooled analysis. J Periodontol 2014;85(7):e241-250.
審美領域への即時インプラント埋入：システマティックレビューおよびプール解析

3 Yoshino S, Kan JY, Rungcharassaeng K, Roe P, Lozada JL. Effects of connective tissue grafting on the facial gingival level following single immediate implant placement and provisionalization in the esthetic zone: a 1-year randomized controlled prospective study. Int J Oral Maxillofac Implants. 2014;29(2):432-440.
審美領域への単独即時インプラント埋入およびプロビジョナルレストレーション製作後の唇側歯肉レベルに及ぼす結合組織移植の影響：１年のランダム化前向き比較試験

4 Kuchler U, Chappuis V, Gruber R, Lang NP, Salvi GE. Immediate implant placement with simultaneous guided bone regeneration in the esthetic zone: 10-year clinical and radiographic outcomes. Clin Oral Implants Res 2016;27(2):253-257.
審美領域のGBR法併用即時インプラント埋入：10年の臨床的およびX線学的結果

5 Siormpas KD, Mitsias ME, Kontsiotou-Siormpa E, Garber D, Kotsakis GA. Immediate implant placement in the esthetic zone utilizing the "root-membrane" technique: clinical results up to 5 years postloading. Int J Oral Maxillofac Implants 2014;29(6):1397-1405.
ルートメンブレンテクニックを用いた審美領域の即時インプラント埋入：荷重後５年の臨床結果

6 Chan HL, Garaicoa-Pazmino C, Suarez F, Monje A, Benavides E, Oh TJ, Wang HL. Incidence of implant buccal plate fenestration in the esthetic zone: a cone beam computed tomography study. Int J Oral Maxillofac Implants 2014;29(1):171-177.
審美領域のインプラント唇側骨壁のフェネストレーション発生率：CBCTによる研究

7 Cooper LF, Reside G, Raes F, Garriga JS, Tarrida LG, Wiltfang J, Kern M, De Bruyn H. Immediate provisionalization of dental implants in grafted alveolar ridges in the esthetic zone: a 5-year evaluation. Int J Periodontics Restorative Dent 2014;34(4):477-486.
審美領域における移植術を行った歯槽堤への歯科インプラントの即時プロビジョナライゼーション：５年の評価

8 Aguilar-Salvatierra A, Calvo-Guirado JL, González-Jaranay M, Moreu G, Delgado-Ruiz RA, Gómez-Moreno G. Peri-implant evaluation of immediately loaded implants placed in esthetic zone in patients with diabetes mellitus type 2: a two-year study. Clin Oral Implants Res 2016;27(2):156-161.
２型糖尿病罹患患者の審美領域への即時インプラント埋入後のインプラント周囲の評価：２年の研究

9 Steigmann M, Monje A, Chan HL, Wang HL. Emergence profile design based on implant position in the esthetic zone. Int J Periodontics Restorative Dent 2014;34(4):559-563.
審美領域へのインプラントポジションに基づくエマージェンスプロファイルデザインについて

10 Chappuis V, Bornstein MM, Buser D, Belser U. Influence of implant neck design on facial bone crest dimensions in the esthetic zone analyzed by cone beam CT: a comparative study with a 5-to-9-year follow-up. Clin Oral Implants Res 2016;27(9):1055-1064.
CBCT分析を用いた審美領域への唇側骨頂の幅に対するインプラントネックデザインの影響：5 - 9年の比較研究

Flapless postextraction socket implant placement in the esthetic zone: part 1. The effect of bone grafting and/or provisional restoration on facial-palatal ridge dimensional change-a retrospective cohort study.

審美領域への抜歯後フラップレスインプラント埋入：パート１．唇 - 口蓋側方向の歯槽堤の変化に及ぼす骨移植やプロビジョナルレストレーションの影響について－後ろ向きコホート研究

Tarnow DP, Chu SJ, Salama MA, Stappert CF, Salama H, Garber DA, Sarnachiaro GO, Sarnachiaro E, Gotta SL, Saito H.

　過去の歯科文献では、即時インプラント埋入、骨移植そしてプロビジョナルレストレーション製作後に垂直的軟組織レベルの変化が ±1.0 mm 起こる可能性が報告されている。しかしながら、これらの術式によって、唇 - 口蓋側方向の歯槽堤の変化に及ぼす影響については情報が少ない。与えられた治療法に準拠して、カントゥアの変化を補償することは著しく不良な審美的結果を招くことにつながる。後ろ向き臨床コホート研究の結果は、前歯部抜歯後インプラント埋入時の歯槽堤の水平的方向の変化について評価しており、以下の４つの治療群で示された：（１）骨移植とプロビジョナルレストレーションいずれもなし；（２）骨移植なしでプロビジョナルレストレーション製作；（３）骨移植ありでプロビジョナルレストレーション製作なし；（４）骨移植とプロビジョナルレストレーション製作のいずれも行う。インプラント埋入時のカスタマイズしたヒーリングアバットメントもしくはプロビジョナルレストレーションとのギャップへの骨移植は、歯槽堤のカントゥアの変化を最小限にした。したがって、抜歯後フラップレスインプラント埋入時のカスタマイズしたヒーリングアバットメントもしくはプロビジョナルレストレーションと骨移植の併用は推奨される。

（Int J Periodontics Restorative Dent. 2014;34（３）:323-331.）

The dental literature has reported vertical soft tissue changes that can occur with immediate implant placement, bone grafting, and provisional restoration ranging from a gain or loss of 1.0 mm. However, little is known of the effects of facial-palatal collapse of the ridge due to these clinical procedures. Based upon treatment modalities rendered, an ensuing contour change can occur with significant negative esthetic consequences. The results of a retrospective clinical cohort study evaluating the change in horizontal ridge dimension associated with implant placement in anterior postextraction sockets are presented for four treatment groups: (1) group no BGPR = no bone graft and no provisional restoration; (2) group PR = no bone graft, provisional restoration; (3) group BG = bone graft, no provisional restoration; and (4) group BGPR = bone graft, provisional restoration. Bone grafting at the time of implant placement into the gap in combination with a contoured healing abutment or a provisional restoration resulted in the smallest amount of ridge contour change. Therefore, it is recommended to place a bone graft and contoured healing abutment or provisional restoration at the time of flapless postextraction socket implant placement.

Immediate placement of dental implants in the esthetic zone: a systematic review and pooled analysis.

審美領域への即時インプラント埋入：システマティックレビューおよびプール解析

Slagter KW, den Hartog L, Bakker NA, Vissink A, Meijer HJ, Raghoebar GM.

背景：歯科インプラントの即時埋入に関する研究の対象が、その生存率から最適な軟組織と硬組織の保存法にシフトしている。本研究の目的は、審美領域への即時単独インプラント埋入におけるインプラントの生存状態、インプラント周囲の硬組織と軟組織の変化、審美的結果、患者の満足度について体系的に評価することである。

方法：2013年6月までの文献についてMEDLINE、EMBASE、CENTRALデータベースを使用して検索した。インプラント生存率、インプラント周囲の硬組織と軟組織の変化、審美的結果、患者の満足度について報告している研究について考察した。プール解析は、即時インプラント埋入後のインプラント生存率とインプラント周囲組織変化に関する因子について行われた。

結果：34編の文献が条件に合致した。審美領域への即時単独インプラント埋入におけるインプラントの1年生存率（97.1％、95％信頼区間［CI］：0.958-0.980）は良好であった。インプラント周囲の平均マージナルボーンロスは0.81±0.48 mm、インプラント周囲粘膜は隣接面で平均0.38±0.23 mm、唇側中央部で平均0.54±0.39 mm 喪失した。回帰分析では、待時プロビジョナルレストレーション製作（オッズ比［OR］58.03、CI：8.05〜418.41、$P<0.000$）、フラップ翻転（オッズ比［OR］19.87、CI：10.21〜38.66、$P<0.000$）、結合組織移植の使用（オッズ比［OR］4.56、CI：1.72〜12.08、$P<0.002$）は、0.50mm以上のインプラント周囲辺縁骨レベルの変化と関連性があることが明らかとなった。過小報告のため、審美的結果と患者の結果について信頼性の高い分析とは考慮されなかった。

結論：審美領域への即時インプラント埋入とプロビジョナルレストレーション作製は、良好な短期間での治療結果（インプラント生存率やインプラント周囲の軟組織や硬組織の最小限の変化量について）を示した。

（J Periodontol 2014;85(7):e241-250.）

BACKGROUND: Research interest on immediate placement of dental implants has shifted from implant survival toward optimal preservation of soft and hard tissues. The aim of this study is to systematically assess the condition of implant survival, peri-implant hard and soft tissue changes, esthetic outcome, and patient satisfaction of immediately placed single-tooth implants in the esthetic zone.
METHODS: MEDLINE, EMBASE, and CENTRAL databases were searched for publications up to June 2013. Studies reporting on implant survival, changes in hard and soft peri-implant tissues, esthetic outcome, and patient satisfaction were considered. A pooled analysis was performed to identify factors associated with survival and peri-implant tissue changes after immediate implant placement.
RESULTS: Thirty-four studies were considered eligible. Immediate placement of single-tooth implants in the esthetic zone was accompanied by excellent 1-year implant survival (97.1%, 95% confidence interval [CI]: 0.958 to 0.980). Mean marginal peri-implant bone loss was 0.81 ± 0.48 mm, mean loss of interproximal peri-implant mucosa level was 0.38 ± 0.23 mm, and mean loss of peri-implant midfacial mucosa level was 0.54 ± 0.39 mm. Regression analysis revealed that delayed provisionalization (odds ratio [OR] 58.03, 95% CI: 8.05 to 418.41, P <0.000), use of a flap (OR 19.87, 95% CI: 10.21 to 38.66, P <0.000), and use of a connective tissue graft (OR 4.56, 95% CI: 1.72 to 12.08, P <0.002) were associated with marginal peri-implant bone-level change >0.50 mm. Because of underreporting, esthetic results and patient outcome did not allow for reliable analysis.
CONCLUSION: Immediate placement with immediate provisionalization of dental implants in the esthetic zone results in excellent short-term treatment outcome in terms of implant survival and minimal change of peri-implant soft and hard tissue dimensions.

Effects of connective tissue grafting on the facial gingival level following single immediate implant placement and provisionalization in the esthetic zone: a 1-year randomized controlled prospective study.

審美領域への単独即時インプラント埋入およびプロビジョナルレストレーション製作後の唇側歯肉レベルに及ぼす結合組織移植の影響：1年のランダム化前向き比較試験

Yoshino S, Kan JY, Rungcharassaeng K, Roe P, Lozada JL.

目的：この1年のランダム化前向き比較試験は、審美領域の粘膜下結合組織移植（SCTG）の有無による単独即時インプラント埋入とプロビジョナルレストレーション製作（IIPP）時のインプラント周囲組織の変化とインプラント成功率を評価することである。

材料および方法：インプラントはSCTGを併用したIIPP群（実験群）とIIPPのみを行った群（コントロール群）に分けられた。インプラントは臨床的およびX線学的に、術前と即時インプラント埋入0、3、6、12ヵ月後に評価された。データはFriedman検定、Wilcoxon符号順位検定そしてMann-Whitney U検定によって危険率α=0.05で統計学的分析を行った。

結果：20本（実験群およびコントロール群それぞれ10本）のインプラントが27～87歳（平均52.6歳）の20名（男性7名、女性13名）の患者に埋入された。1年後においてすべてのインプラントは骨結合しており、辺縁骨の平均変化量は実験群で-0.01 mm、コントロール群で-0.14 mmであった。唇側歯肉レベルの平均変化量は、実験群（-0.25 mm）よりコントロール群（-0.70 mm）でより顕著であったといえる。プラーク指数変法のスコアは研究期間を通して口腔清掃状態は良いレベルを維持していた。1年後における歯間乳頭指数は50%以上のエリアが占められていた割合が実験群で75%、コントロール群で80%であった。

結論：本研究において、SCTGはIIPPと組み合わせて行った場合に唇側歯肉レベルの維持に有用であることが示された。

（Int J Oral Maxillofac Implants. 2014;29(2):432-440.）

PURPOSE: This 1-year randomized controlled prospective study evaluated the implant success rate and peri-implant tissue response following single immediate implant placement and provisionalization (IIPP) with and without subepithelial connective tissue graft (SCTG) in the esthetic zone.
MATERIALS AND METHODS: Implants were placed either IIPP with SCTG (test group) or IIPP without SCTG (control group). The implants were evaluated both clinically and radiographically before surgery, immediately after implant placement, and 3, 6, and 12 months after implant placement. Data were analyzed using Friedman, Wilcoxon signed-rank, and Mann-Whitney U tests at the significance level of α = .05.
RESULTS: Twenty implants (10 test, 10 control) were placed in 20 patients (7 men, 13 women) between the ages of 27 and 87 (mean age, 52.6 years). At 1 year, all implants remained osseointegrated, with overall mean marginal bone changes of -0.01 mm and -0.14 mm for the test and control groups, respectively. Mean facial gingival level change was significantly more pronounced in the control group (-0.70 mm) than in the test group (-0.25 mm). The modified Plaque Index scores showed that patients were able to maintain a good level of hygiene throughout the study. At 1 year, the Papilla Index indicated that more than 50% papilla fill was observed in 75% of the test sites and 80% of the control sites.
CONCLUSIONS: Within the limitations of this study, SCTG was shown to be beneficial in maintaining facial gingival level when performed in conjunction with IIPP procedures.

1. Membrane
2. Digital Dentistry
3. Orthodontic Implant
4. Maxillary Sinus Floor Elevation
5. Implant Overdenture
6. **Implant Esthetic**
7. Immediate Implant Placement
8. Implant Soft Tissue Management
9. Management of Complications in Implant Dentistry
10. Implant Occlusion

39 上顎前歯部複数歯欠損のインプラント治療の臨床的検討

菅野岳志（千葉県勤務）

文献：Saadoun AP, LeGall M, Touati B. Selection and ideal tridimensional implant position for soft tissue aesthetics. Pract Periodontics Aesthet Dent 1999 ;11(9):1063-1072; quiz 1074.

症例の概要

患者は62歳、男性。再初診時に上顎前歯部にインプラント治療を希望し来院。1|1 2 に部分床義歯が入っていた。2014年5月に他医にて同部位の抜歯を行い、即時義歯を装着していたが、それ以降通院していなかった。各種補綴装置のインフォームドコンセントを行い、インプラント治療を希望した。既往歴は特になし。今回は上顎前歯部複数歯欠損をインプラントにて治療を行ったので報告する。

処置内容とその根拠

1|1 2 に ANKYLOS® インプラント（A11φ3.5×11mm）3本を埋入した。ATLANTIS™ アバットメントおよびプロビジョナルレストレーションを装着し歯肉マネージメントを行った。審美修復のためにアバットメントの修正を行い、上部構造を装着した。今回のケースでは、患者の希望もあり歯肉のマネージメントのみ行ったが、歯肉のボリュームが足りず、より審美的にするためには歯肉の増生が必要であることが示唆された。

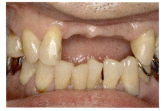
図1　初診時正面観。上顎前歯部に欠損を認める。

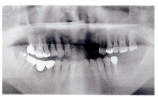
図2　同パノラマX線写真。インプラント3本埋入計画。

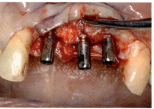
図3　術中の口腔内写真。やや深めにインプラントを埋入。

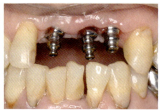
図4　患者・術者に負担の少ないクローズドトレー法にて印象採得。

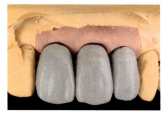
図5　診断用ワックスアップを用いて上部構造の形態の計画を立案した。

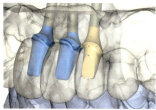
図6　バーチャル（3Dエディター）上で対合関係、アクセスホールなどの理想的形態の設計を行った。

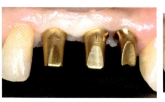
図7　アバットメントを口腔内に装着。アクセスホールを口蓋に設定できた。

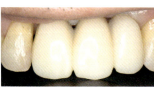
図8　プロビジョナルレストレーションを装着し、歯肉形態を整え成熟を待った。

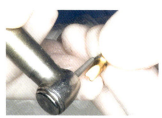
図9　口腔外でアバットメントの修正を行いながら歯肉マネージメントを行った。

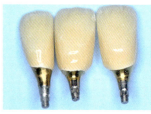
図10　余剰セメントが出ないように上部構造とアバットメントを口腔外で接着した。

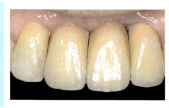
図11　上部構造装着後の口腔内写真。インプラント周囲の歯肉のボリューム不足が生じた。

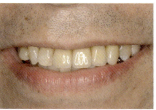
図12　患者の上唇が低位のため満足は得られたが、前歯部複数歯欠損は難易度が高いことが示唆された。

上顎前歯部における硬・軟組織マネージメントを併用しインプラント治療を行った症例

齋藤琢也（群馬県開業）

文献：Lee SA, Kim AC, Prusa LA Jr, Kao RT. Characterization of dental anatomy and gingival biotype in Asian populations. J Calif Dent Assoc 2013;41(1):31-33, 36-39.

症例の概要

69歳、女性。カニを前歯でかじり違和感を訴え来院。失活歯であり、歯根破折が認められた。口腔内は多くの歯髄処置ならびに補綴処置が行われている。

一般的に失活歯は歯根破折のリスクが高い。抜歯を行うと顎堤は水平的、垂直的に吸収する。それらの吸収を抑えることがインプラント治療を成功させる上で重要となる。今回、上顎前歯部に顎堤吸収を考慮したインプラント治療により機能性および審美性の改善を行った症例を報告する。

処置内容とその根拠

本症例は歯肉のバイオタイプも薄いため、唇側骨壁を温存する抜歯、FGG を行い歯肉退縮防止に留意した。サージカルテンプレートを用い適切なポジションに埋入し、プロビジョナルレストレーションにて適切なエマージェンスプロファイルを付与し、審美的回復を行う事ができた。最終補綴は Straumann® CARES® のジルコニアカスタムアバットメント、ジルコニアクラウンにて行った。2年経過しているが、インプラント周囲の歯肉は安定しており、炎症は認められない。

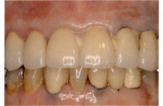
図1 初診時正面観。補綴装置が多くみられプラークコントロール不良。

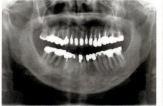
図2 同パノラマX線写真。失活歯、補綴装置が多く認められる。

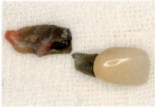
図3 左上側切歯、垂直的歯根破折。歯根の変色も認められる。

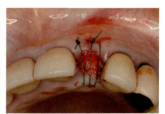
図4 抜歯後、Bio-Oss® とエムドゲイン® を混和し、リッジプリザベーションを行った。

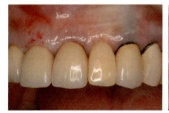
図5 2ヵ月後、インプラントを埋入し、さらに2ヵ月後、プロビジョナルレストレーションを装着した。

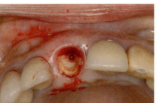
図6 サブジンジバルカントゥア調整期間に1|クラウン脱離。

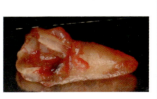
図7 負担増加によると思われる歯根破折が認められた。

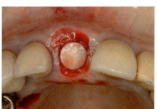
図8 同様にリッジプリザベーション、角化歯肉幅確保のため口蓋よりFGG。

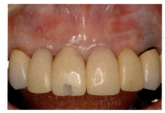
図9 インプラントを埋入し、免荷期間を待ちプロビジョナルレストレーション装着。

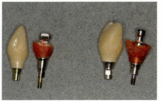
図10 カスタマイズドコーピングにより印象採得。

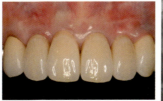
図11 ジルコニアクラウンにて最終補綴装置装着。

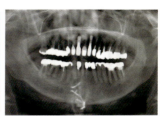
図12 最終補綴装置装着時パノラマX線写真。

1. Membrane
2. Digital Dentistry
3. Orthodontic Implant
4. Maxillary Sinus Floor Elevation
5. Implant Overdenture
6. **Implant Esthetic**
7. Immediate Implant Placement
8. Implant Soft Tissue Management
9. Management of Complications in Implant Dentistry
10. Implant Occlusion

41 前歯部に陽極酸化処理アバットメントを使用した症例

笹谷和伸（栃木県開業）

文献：Kan JY, Rungcharassaeng K, Lozada J. Immediate placement and provisionalization of maxillary anterior single implants: 1-year prospective study. Int J Oral Maxillofac Implants 2003;18(1):31-39.

症例の概要

初診は2015年4月。66歳、女性。主訴は前歯が動いてよく腫れるので抜歯したい。

6 5 4｜4 5 6 と 7｜7 の歯冠崩壊と欠損により前歯部にも咬合による歯冠崩壊が始まっている。臼歯部の欠損部にインプラントによる強固な咬合支持を与え、二次う蝕と歯根破折を起こした｜2 への審美的考慮から即時インプラントを行った。

処置内容とその根拠

アバットメントの材料として、従来型のチタン製や審美性を考慮したジルコニア製などと、マテリアルの種類に加え、さまざまな形態のアバットメントが開発されている。本症例は、審美性を考慮しつつ、咬合力の強い患者の前歯部において、歯肉透過の少ない陽極酸化処理したピンクゴールド色のチタン製アバットメントの使用により、過大な咬合力に耐えうる強度を有しつつ、審美的かつ機能的に安定した結果を得られた。

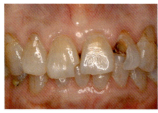 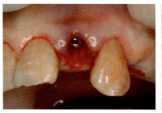 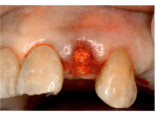 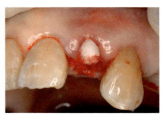

図1　初診時。｜2の歯肉縁下に及ぶう蝕を認める。
図2　抜歯後即時にて、松風バイオフィックス社のインプラント（φ3.5×11mm）を埋入。
図3　補填材（CERASORB®）にてスペースメイキング。
図4　露出部位をテルダーミスにて閉鎖。

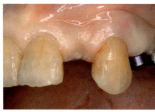 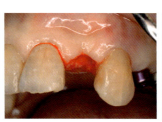 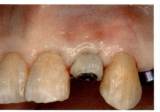 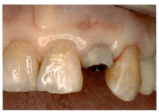

図5　二次手術時。インプラント埋入部位の軟組織に治癒が認められる。
図6　有茎にて結合組織を移植するために、角化上皮の除去。
図7　結合組織をエンベロープ法にて唇側に移植し、カスタムしたヒーリングキャップにて閉鎖。
図8　周囲組織の治癒と成熟後、印象採得時。

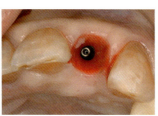 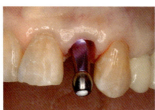 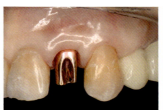 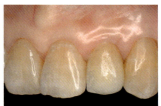

図9　ヒーリングキャップ除去した咬合面観。
図10　インプレッションコーピングの装着。
図11　陽極酸化処理したピンクゴールド色のカスタムアバットメント装着。
図12　上部補綴装置の装着。

審美領域においてインプラント治療を行った症例

半澤昌也（東京都開業）

42

文献：Eichner K. Uber eine Cruppeneinteilung der Luckengebisse fur die Prothetik. Dtsch zahnarztl Z 1955;10:1831-1834.

症例の概要

　初診は2012年9月。45歳、女性。咀嚼障害と審美障害を主訴に来院した。欠損部位は4 2 1|1 2 4 5、6̄|6̄でEichnerの分類がB1、宮地の咬合三角の分類では咬合支持数が5となり第3エリア（咬合崩壊レベル）の一歩手前である第2エリア（咬合欠陥レベル）である。治療計画は欠損部4 2|2 4 6̄にインプラント、6̄は8̄7̄をMTMにより対合歯と咬合する位置まで近心移動およびアップライトを行い補綴する計画とした。

処置内容とその根拠

　プロビジョナルレストレーションにより咬合挙上を行い、顎運動や咀嚼機能に問題がないかを慎重に観察しながら根管治療、歯周基本治療を同時に行った。そして顎位と歯周組織が安定した所で計画部位にインプラントを埋入、唇側および頬側骨の吸収を防ぐ目的で骨補填材料を填入し縫合を行った。免荷期間を経て二次手術を行い、粘膜が治癒後、印象採得を行い、最終補綴装置を装着し2014年2月に治療が終了した。

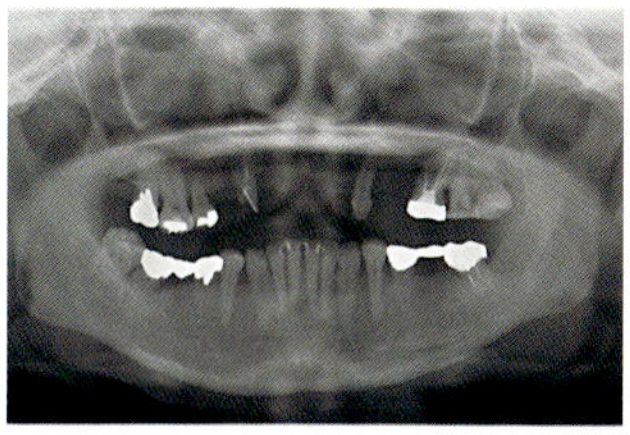

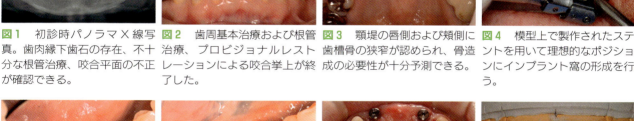

図1　初診時パノラマX線写真。歯肉縁下歯石の存在、不十分な根管治療、咬合平面の不正が確認できる。

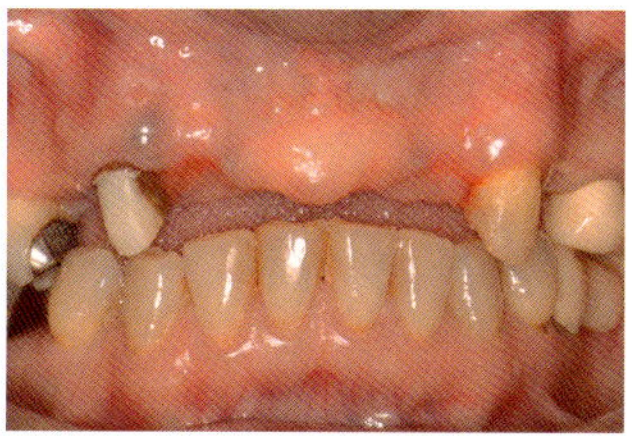

図2　歯周基本治療および根管治療、プロビジョナルレストレーションによる咬合挙上が終了した。

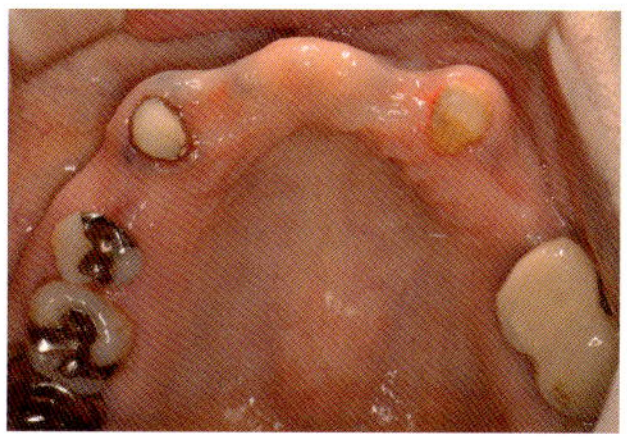

図3　顎堤の唇側および頬側に歯槽骨の狭窄が認められ、骨造成の必要性が十分予測できる。

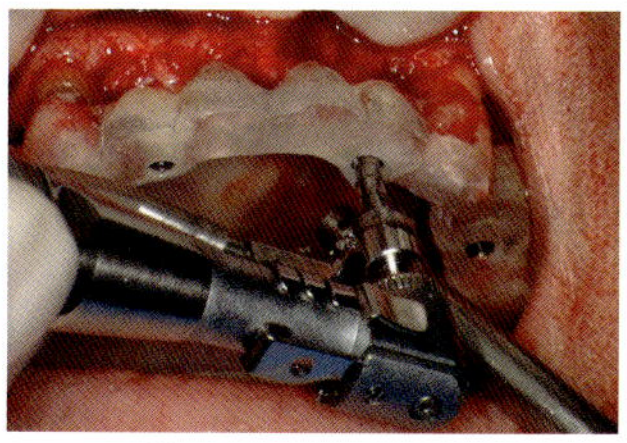

図4　模型上で製作されたステントを用いて理想的なポジションにインプラント窩の形成を行う。

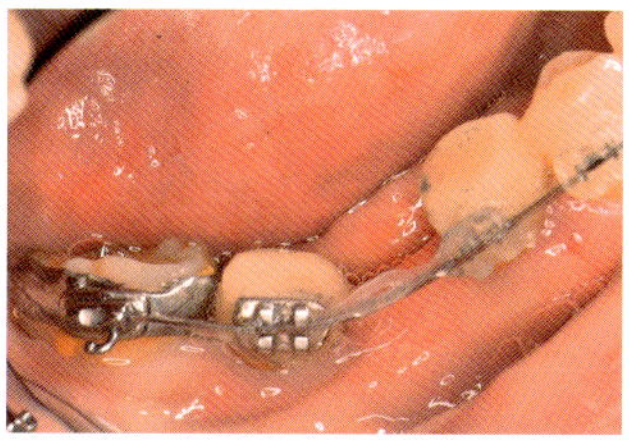

図5　舌側傾斜している8̄を7̄と咬合するところまでアップライトおよび近心移動を行う。

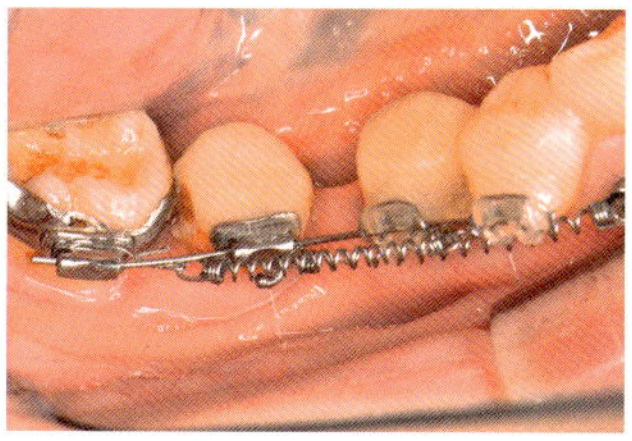

図6　8̄がアップライト、7̄が挺出し、それぞれ近心移動していることがわかる。

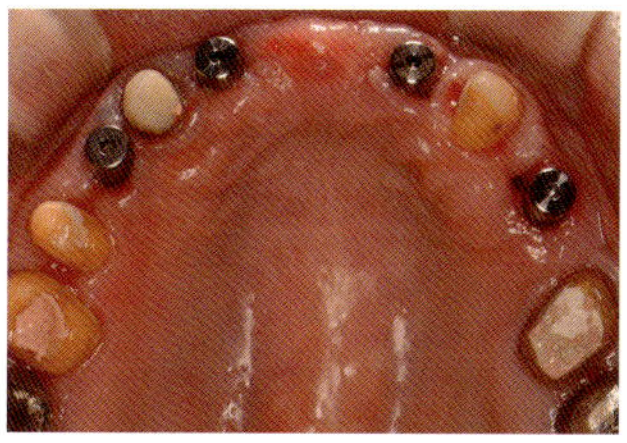

図7　ティッシュパンチにて二次手術を行う。狭窄していた顎堤の幅が十分に回復されていることが確認できる。

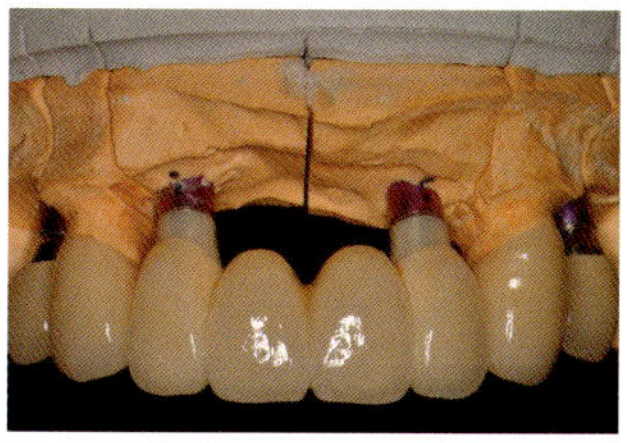

図8　作業模型上でアバットメントと上部構造の形態を調整し、ポンティックはオベードポンティックとする。

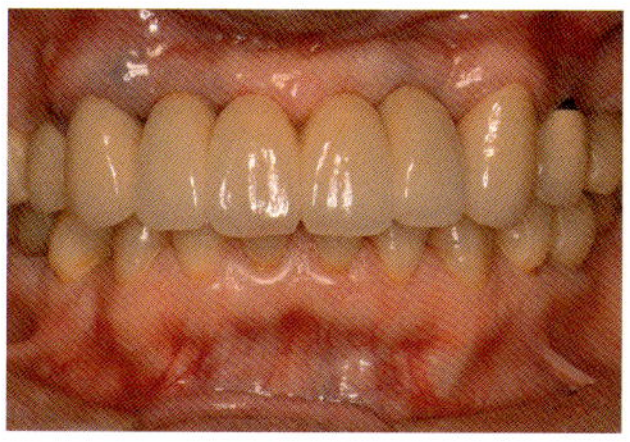

図9　最終補綴装置装着後約3年経過時正面観。理想的なスマイルラインおよび審美回復がなされた。

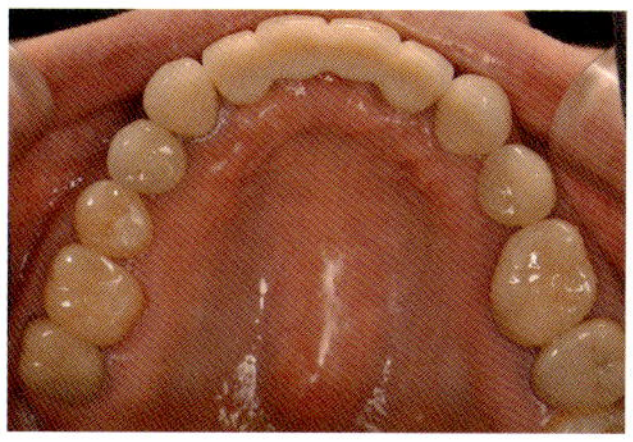

図10　同上顎咬合面観。咬合状態は安定しており、顎関節等にも異常はみられない。

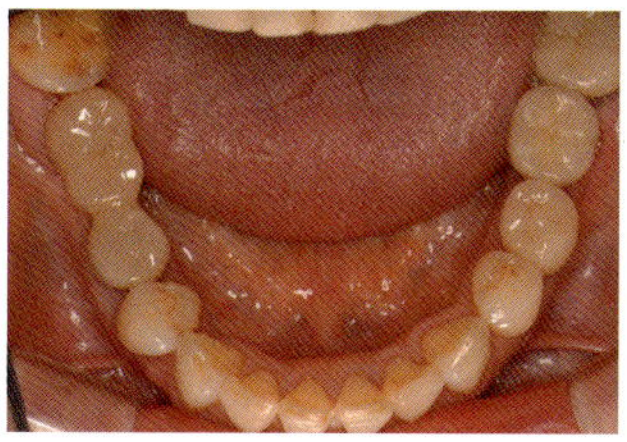

図11　同下顎咬合面観。患者の満足も十分に得られ、プラークコントロールおよびメインテナンスも良好である。

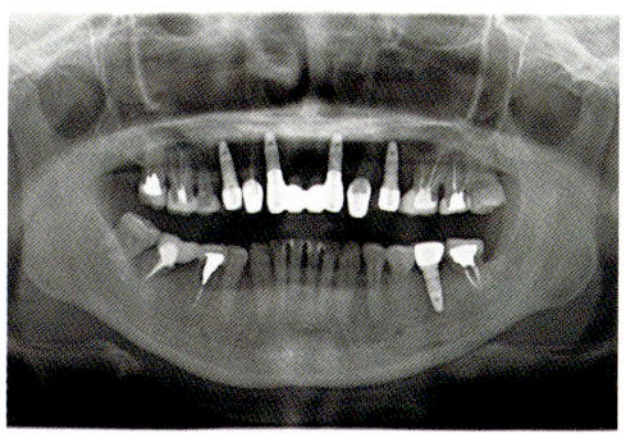

図12　術後約3年経過時パノラマX線写真。インプラント周囲に骨吸収像は認められない。

1. Membrane
2. Digital Dentistry
3. Orthodontic Implant
4. Maxillary Sinus Floor Elevation
5. Implant Overdenture
6. Implant Esthetic
7. Immediate Implant Placement
8. Implant Soft Tissue Management
9. Management of Complications in Implant Dentistry
10. Implant Occlusion

43 抜歯後即時インプラント埋入とオベイトポンティックにより審美的回復した症例

福留淳一（東京都開業）

文献：Pozzi A, Tallarico M, Moy PK. The Implant Biologic Pontic Designed Interface: Description of the Technique and Cone-Beam Computed Tomography Evaluation. Clin Implant Dent Relat Res 2015;17 Suppl 2:e711-720.

症例の概要

患者は60歳、男性。臼歯部の喪失、全顎的高度歯周病罹患が認められた。患者は特に上顎前歯の審美的回復を希望していた。保存困難な2 1|1 2を抜歯し同時に2|2にプラットフォームスイッチングを有しているANKYLOS® C/X（φ3.5×17mm）を埋入し同時にβ-TCP、吸収性コラーゲンを使用したGBRを行った。1|1に事前に製作したオベイトポンティックを持つプロビジョナルレストレーションを使用し何度か調整をした。

処置内容とその根拠

オベイトポンティック設置部位の軟組織に対しては抜歯直後からプロビジョナルレストレーションによりスカルプティングを図るとよい結果が得やすいことが示唆された。しかし度重なる脱着のためインプラント周囲軟組織内面やオベイトポンティック接触面は軟組織の成熟が阻害されていることが懸念された。

少ない回数で調整が完了できるような配慮・技術が必要と思われる。

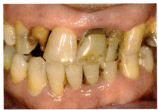
図1　初診時正面観。上顎前歯の強い動揺を主訴としていた。

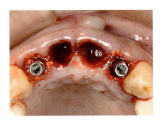
図2　2 1|1 2番を抜歯し、2本のインプラントを埋入し、β-TCPを用いたGBRを行った。

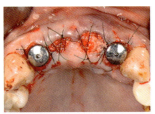
図3　1|1にもβ-TCPを挿入し、3mmの高さのヒーリングキャップを用いた。

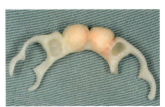
図4　図のようなプロビジョナルレストレーションを用いた。

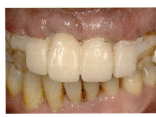
図5　装着後。これにより1|1のスカルプティングを目的とした。

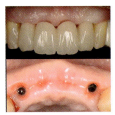
図6　術後2週～6週後の粘膜の変化。セカンドプロビジョナルレストレーションを装着。

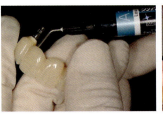
図7　その後6回にわたりセカンドプロビジョナルレストレーションを引く、足す調整を行った。

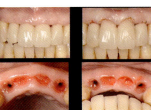
図8　術後10週～19週後の粘膜の変化。

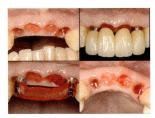
図9　術後21週と24週に印象を行い、27週に最終補綴装置を装着。

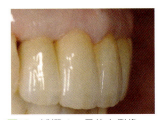
図10　補綴4ヵ月後右側面像。

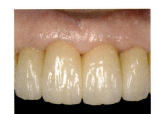
図11　同正面像。

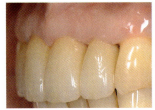
図12　同左側面像。

審美領域における形態の考察

藤江匠摩（滋賀県歯科技工士）

44

文献：Nozawa T, Enomoto H, Tsurumaki S, Ito K. Biologic height-width ratio of the buccal supra-implant mucosa. Eur J Esthet Dent 2006;1(3):208-214.

症例の概要

患者は26歳、女性。|1の歯根破折、動揺が主訴であった。

処置内容とその根拠

審美領域で上顎中切歯の単冠症例で翼状捻転を左右対称にするため、適切な位置・深度・角度でインプラントの埋入位置を設計されたサージカルテンプレートを使用し埋入した。

最終修復物のワックスアップを行い、ATLANTIS™アバットメントのデータから、歯肉の厚みと幅を設計画面で修正し製作した。インハウスでジルコニアフレーム（VITA YZ LL1）を製作（CEREC inLabシステム使用）、ジルコニア専用陶材（VITA VM 9）を築盛した。最終修復物を製作するにあたり、翼状捻転を再現する場合に適切な陶材を選択し築盛、補綴形態での軟組織へのアプローチを行った。

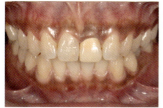
図1　初診時正面観。

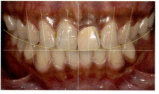
図2　口腔内写真。画像分析①：特にゼニス（歯肉頂）の位置と歯軸、歯冠幅径の差が顕著である。

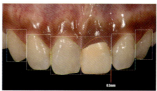
図3　口腔内写真。画像分析②：対象歯との幅径は＋0.5mm。ゼニスの位置は1.5mmの差がある。

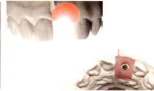
図4　模型（唇側面・咬合面）。

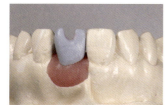
図5　ATLANTIS™アバットメントを製作するためのワックスアップ。

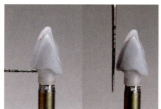
図6　ワックスアップ付着歯肉の厚みと幅の計測。

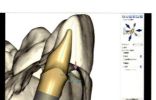
図7　付着歯肉の厚みと幅の関係。アバットメントの着脱方向により、歯肉をどの方向に押しているかを考慮。

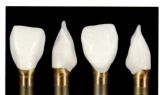
図8　ATLANTIS™アバットメントにCERECシステムで製作したジルコニアフレーム（VITA YZ LL1）の適合確認。

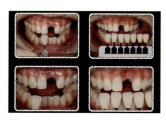
図9　シェードテイキング。

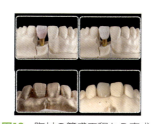
図10　陶材の築盛工程から完成。使用陶材はVITA VM 9。

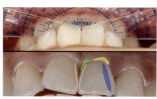
図11　ビスケットシテキ時の口腔内写真。頭元からと切縁部からの確認で、修正しなければいけない部分が正確に確認できる。

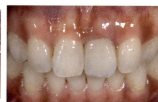
図12　装着後正面観。

1. Membrane
2. Digital Dentistry
3. Orthodontic Implant
4. Maxillary Sinus Floor Elevation
5. Implant Overdenture
6. Implant Esthetic
7. **Immediate Implant Placement**
8. Implant Soft Tissue Management
9. Management of Complications in Implant Dentistry
10. Implant Occlusion

7 Immediate Implant Placement

抜歯後即時インプラント埋入：
抜歯直後もしくは抜歯後24時間以内にインプラントを埋入する術式。唇頬側に生じるギャップの大きさや残存骨壁の状態に応じて、フラップ剥離の有無、各種骨移植材料あるいは遮断膜併用の有無が決定される。

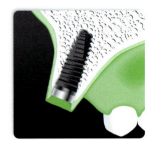

今読むべきインパクトの高いベスト10論文

1 Kan JY, Rungcharassaeng K, Lozada JL, Zimmerman G. Facial gingival tissue stability following immediate placement and provisionalization of maxillary anterior single implants: a 2- to 8-year follow-up. Int J Oral Maxillofac Implants 2011;26(1):179-187.
上顎前歯部単独インプラントの即時埋入とプロビジョナルレストレーション製作後の唇側歯肉組織の安定性：2〜8年のフォローアップ

2 Ferrus J, Cecchinato D, Pjetursson EB, Lang NP, Sanz M, Lindhe J. Factors influencing ridge alterations following immediate implant placement into extraction sockets. Clin Oral Implants Res 2010;21(1):22-29.
抜歯窩への即時インプラント埋入後の歯槽堤の変化に影響を及ぼす因子

3 Huynh-Ba G, Pjetursson BE, Sanz M, Cecchinato D, Ferrus J, Lindhe J, Lang NP. Analysis of the socket bone wall dimensions in the upper maxilla in relation to immediate implant placement. Clin Oral Implants Res 2010;21(1):37-42.
即時インプラント埋入に関する上顎の抜歯窩骨壁の幅に関する分析

4 Chen ST, Buser D. Esthetic outcomes following immediate and early implant placement in the anterior maxilla--a systematic review. Int J Oral Maxillofac Implants 2014;29 Suppl:186-215.
上顎前歯部への即時および早期インプラント埋入後の審美的問題について―システマティックレビュー

5 Esposito M, Grusovin MG, Polyzos IP, Felice P, Worthington HV. Timing of implant placement after tooth extraction: immediate, immediate-delayed or delayed implants? A Cochrane systematic review. Eur J Oral Implantol 2010;3(3):189-205.
抜歯後のインプラント埋入時期について：即時、早期それとも待時か？コクランシステマティックレビュー

6 Waasdorp JA, Evian CI, Mandracchia M. Immediate placement of implants into infected sites: a systematic review of the literature. J Periodontol 2010;81(6):801-808.
感染部位への即時インプラント埋入：システマティックレビュー

7 Calvo-Guirado JL, Ortiz-Ruiz AJ, Negri B, López-Marí L, Rodriguez-Barba C, Schlottig F. Histological and histomorphometric evaluation of immediate implant placement on a dog model with a new implant surface treatment. Clin Oral Implants Res 2010;21(3):308-315.
新規インプラント表面性状に関するイヌを用いた即時インプラント埋入の組織学的および組織形態学的評価

8 Miyamoto Y, Obama T. Dental cone beam computed tomography analyses of postoperative labial bone thickness in maxillary anterior implants: comparing immediate and delayed implant placement. Int J Periodontics Restorative Dent 2011;31(3):215-225.
上顎前歯部インプラントにおける術後の唇側骨の厚みについて歯科用コーンビームCTを用いた分析：即時および待時インプラントの比較

9 Atieh MA, Payne AG, Duncan WJ, de Silva RK, Cullinan MP. Immediate placement or immediate restoration/loading of single implants for molar tooth replacement: a systematic review and meta-analysis. Int J Oral Maxillofac Implants 2010;25(2):401-415.
大臼歯部欠損への単独インプラント即時埋入もしくは即時荷重について：システマティックレビューとメタ分析

10 van Kesteren CJ, Schoolfield J, West J, Oates T. A prospective randomized clinical study of changes in soft tissue position following immediate and delayed implant placement. Int J Oral Maxillofac Implants 2010;25(3):562-570.
即時と待時インプラント埋入後の軟組織の位置の変化に関する前向きランダム化比較臨床試験

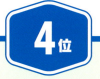

Esthetic outcomes following immediate and early implant placement in the anterior maxilla--a systematic review.

上顎前歯部への即時および早期インプラント埋入後の審美的問題について－
システマティックレビュー

Chen ST, Buser D.

目的：このシステマティックレビューの目的は（1）抜歯部位へのインプラント埋入における審美的結果を数値化して評価すること（2）これらの結果に及ぼす骨造成法の影響について検討することである。
材料および方法：歯科関連の電子文献データベースとマニュアル検索で、上顎前歯と小臼歯抜歯後のインプラント埋入時の客観的基準に基づく審美的結果に対する情報を集めた。すべてのエビデンスレベルは承認された（ケースシリーズは最低5ケース必要とした）。
結果：1,686タイトルから114編のフルテキストが評価対象となり50編が基準を満たし抽出された。それらの研究は、天然歯に隣接する単独インプラントに関する報告であり、複数歯欠損に対する研究はなかった（6編のランダム化比較試験、6編のコホート研究、5編の横断研究、33編のケースシリーズ）。異なる研究デザインの文献が散見された。比較試験のメタ分析は行われなかった。審美インデックス（主にpink esthetic score）とインプラント周囲粘膜の位置の変化によって決定された審美的結果は、抜歯後の単独のインプラント埋入によって一定の基準に達する可能性があると考えられる。しかしながら、即時（タイプ1）インプラント埋入は、結果に多くの変化をともない、唇側中央部粘膜の1mm以上の退縮を早期（タイプ2および3）インプラント埋入（2論文；1mm以上の退縮部位なし）に比べて高頻度で認めた（8論文；9％〜41％、中央値26％、埋入後1〜3年）。骨移植をともなう即時（タイプ1）インプラント埋入に関する2編の後ろ向き研究では、唇側骨壁はコーンビームCTで36％および57％の部位で認められなかったと報告している。これらの部位では、唇側骨が存在している部位に比べて唇側中央粘膜の退縮がより認められた。GBR（カントゥア造成）による骨造成法を組み合わせた早期（タイプ2および3）インプラント埋入に関する2編の論文では、CBCTにて唇側骨壁が高頻度（90％以上）に画像上で確認できた。即時埋入（タイプ1）に関する近年の研究では、審美的リスクを抑えるために具体的な選択基準（バイオタイプが厚く、抜歯窩の十分な唇側骨壁など）を定めている。また、早期（タイプ2および3）インプラント埋入には具体的な選択基準は示されていない。
結論：臨床的に許容される審美的結果は、上顎前歯と小臼歯エリアにおける抜歯後のインプラント埋入によって一定の基準をクリアする可能性がある。唇側中央部の粘膜退縮は即時（タイプ1）埋入のリスクである。唇側骨再生を目的として使用される最適な生体材料および長期間の粘膜安定性と唇側骨の有無、骨の厚み、骨頂の位置の関連性についてさらなる研究が必要とされる。

(Int J Oral Maxillofac Implants 2014;29 Suppl:186-215.)

PURPOSE: The objectives of this systematic review are (1) to quantitatively estimate the esthetic outcomes of implants placed in postextraction sites, and (2) to evaluate the influence of simultaneous bone augmentation procedures on these outcomes.
MATERIALS AND METHODS: Electronic and manual searches of the dental literature were performed to collect information on esthetic outcomes based on objective criteria with implants placed after extraction of maxillary anterior and premolar teeth. All levels of evidence were accepted (case series studies required a minimum of 5 cases).
RESULTS: From 1,686 titles, 114 full-text articles were evaluated and 50 records included for data extraction. The included studies reported on single-tooth implants adjacent to natural teeth, with no studies on multiple missing teeth identified (6 randomized controlled trials, 6 cohort studies, 5 cross-sectional studies, and 33 case series studies). Considerable heterogeneity in study design was found. A meta-analysis of controlled studies was not possible. The available evidence suggests that esthetic outcomes, determined by esthetic indices (predominantly the pink esthetic score) and positional changes of the peri-implant mucosa, may be achieved for single-tooth implants placed after tooth extraction. Immediate (type 1) implant placement, however, is associated with a greater variability in outcomes and a higher frequency of recession of > 1 mm of the midfacial mucosa (eight studies; range 9% to 41% and median 26% of sites, 1 to 3 years after placement) compared to early (type 2 and type 3) implant placement (2 studies; no sites with recession > 1 mm). In two retrospective studies of immediate (type 1) implant placement with bone graft, the facial bone wall was not detectable on cone beam CT in 36% and 57% of sites. These sites had more recession of the midfacial mucosa compared to sites with detectable facial bone. Two studies of early implant placement (types 2 and 3) combined with simultaneous bone augmentation with GBR (contour augmentation) demonstrated a high frequency (above 90%) of facial bone wall visible on CBCT. Recent studies of immediate (type 1) placement imposed specific selection criteria, including thick tissue biotype and an intact facial socket wall, to reduce esthetic risk. There were no specific selection criteria for early (type 2 and type 3) implant placement.
CONCLUSIONS: Acceptable esthetic outcomes may be achieved with implants placed after extraction of teeth in the maxillary anterior and premolar areas of the dentition. Recession of the midfacial mucosa is a risk with immediate (type 1) placement. Further research is needed to investigate the most suitable biomaterials to reconstruct the facial bone and the relationship between long-term mucosal stability and presence/absence of the facial bone, the thickness of the facial bone, and the position of the facial bone crest.

Timing of implant placement after tooth extraction: immediate, immediate-delayed or delayed implants? A Cochrane systematic review.

抜歯後のインプラント埋入時期について：即時、早期それとも待時か？コクランシステマティックレビュー

Esposito M, Grusovin MG, Polyzos IP, Felice P, Worthington HV.

目的：このレビューの目的は、抜歯窩への即時、早期、待時インプラント埋入における成功率、合併症、審美性、患者満足度について評価すること、また、増大術が必要かどうか、もし必要であればいつ行うのか、もっとも効果的な増大術は何かについて検討することである。

材料および方法：2010年6月2日までの文献検索を電子文献データベース（Cochrane Oral Health Group's Trial Register、CENTRAL、MEDLINE、EMBASE）を使用して行った。ランダム化比較臨床試験（RCTs）で少なくとも1年間のフォローアップをしており、即時、早期、待時インプラントに関して、もしくは埋入インプラント周囲に対して種々の骨造成法についての比較検討を行っている論文を抽出した。結果は、補綴とインプラントの失敗、合併症、患者満足度と審美面の好み、審美性は歯科医師によって評価され、インプラント周囲の骨レベルの変化などについても調べた。条件に該当する研究のスクリーニング、研究の方法論やデータ抽出の評価は2名の独立したレビューアーによって2度行われた。解析の統計単位は患者とした。結果は95%信頼区間と連続値を取る方法には平均差、2値をとる方法にはリスク比（RR）を用いて固定効果モデルとして表した。

結果：14編の適正なRCTsが確認されたが、そのうち7編が基準に合致していた。4編のRCTsがインプラント埋入時期について評価されていた。2編のRCTsは即時と待時インプラントの比較を126名の患者で行っており統計学的な有意差はみられなかった。RCTは早期と待時インプラントの比較を46名の患者で行っている。2年後において、早期グループの患者が待時グループに比べて抜歯から補綴装置装着までの時間が顕著により短く感じ、患者満足度も高かった。また、独立した盲検の評価者は、隣接歯の辺縁歯肉位置とインプラント周囲粘膜の位置がより適正であったと判断した（RR=1.68；95%信頼区間1.04-2.72）。これらの違いはインプラント荷重後5年で認められなくなり、早期グループにはいくつかの著明な合併症が認められた（RR=4.20；95%信頼区間1.01-17.43）。RCTは即時と早期インプラントについて16名の患者に対する2年間の比較を行ったが有意差は認められなかった。3編のRCTsは抜歯即時埋入インプラントにおける骨移植術の違いについて評価した。抜歯部位への自家骨の使用が必要か（26名の患者対象の臨床研究1編）、また、もっとも効果的な造成法は何か（56名の患者対象の臨床研究2編）について検討したが、統計学的有意差は認められなかった。

結論：即時、早期、待時インプラント間の利点もしくは欠点について十分なエビデンスは得られなかった。したがってこのような暫定的な結論は、しばしば高いバイアスリスクの判断をされた数少ないインパクトの不足している臨床研究に認められることが多い。即時や早期インプラントは待時インプラントに比較してより失敗や合併症のリスクが高い一方で、審美面については抜歯後に即時インプラント埋入を行うことが有効であると考えられる。抜歯窩への即時インプラント埋入の際に骨造成法の必要性や有用な方法について信頼のおける十分なエビデンスは得られなかった。

(Eur J Oral Implantol 2010；3（3）:189-205.)

This review is based on a Cochrane systematic review entitled 'Interventions for replacing missing teeth: dental implants in fresh extraction sockets (immediate, immediate-delayed and delayed implants)' published in The Cochrane Library (see http://www.cochrane.org/ for information). Cochrane systematic reviews are regularly updated to include new research, and in response to comments and criticisms from readers. If you wish to comment on this review, please send your comments to the Cochrane website or to Marco Esposito. The Cochrane Library should be consulted for the most recent version of the review. The results of a Cochrane review can be interpreted differently, depending on people's perspectives and circumstances. Please consider the conclusions presented carefully. They are the opinions of the review authors, and are not necessarily shared by the Cochrane Collaboration.

PURPOSE: To evaluate success, complications, aesthetics and patient satisfaction among immediate, immediate-delayed and delayed implants in post-extractive sockets and whether and when augmentation procedures are necessary and which is the most effective augmentation technique.

MATERIALS AND METHODS: The Cochrane Oral Health Group's Trials Register, the Cochrane Central Register of Controlled Trials (CENTRAL), MEDLINE and EMBASE were searched up to the 2nd of June 2010 for randomised controlled clinical trials (RCTs) with a follow-up of at least 1 year in function comparing immediate, immediate-delayed and delayed implants, or comparing various bone augmentation procedures around the inserted implants. Outcome measures were prosthesis and implant failures, complications, patient satisfaction and preference including aesthetics, aesthetics evaluated by a dentist, peri-implant marginal bone level changes, etc. Screening of eligible studies, assessment of the methodological quality of the trials and data extraction were conducted in duplicate and independently by two review authors. The statistical unit of the analysis was the patient. Results were expressed as fixed effects models using mean differences for continuous outcomes and risk ratios (RR) for dichotomous outcomes with 95% confidence intervals (CIs).

RESULTS: Fourteen eligible RCTs were identified but only seven trials could be included. Four RCTs evaluated implant placement timing. Two RCTs compared immediate versus delayed implants in 126 patients and found no statistically significant differences. One RCT compared immediate-delayed versus delayed implants in 46 patients. After 2 years, patients in the immediate-delayed group perceived the time to functional loading significantly shorter, were more satisfied and an independent blinded assessor judged the level of the peri-implant marginal mucosa in relation to that of the adjacent teeth as more appropriate (RR = 1.68; 95% CI 1.04 to 2.72). These differences disappeared 5 years after loading, and significantly more complications occurred in the immediate-delayed group (RR = 4.20; 95% CI 1.01 to 17.43). One RCT compared immediate with immediately delayed implants in 16 patients for 2 years and found no differences. Three RCTs evaluated different techniques of bone grafting for implants immediately placed in extraction sockets. No statistically significant differences were observed when evaluating whether autogenous bone is needed in post-extractive sites (one trial with 26 patients) or which was the most effective augmentation technique (two trials with 56 patients).

CONCLUSIONS: There is insufficient evidence to determine the possible advantages or disadvantages of immediate, immediate-delayed or delayed implants, therefore these preliminary conclusions are based on few underpowered trials often judged to be at high risk of bias. There is a suggestion that immediate and immediate-delayed implants may be at a higher risk of implant failure and complications than delayed implants, on the other hand the aesthetic outcome might be better when placing implants just after tooth extraction. There is not enough reliable evidence supporting or refuting the need for augmentation procedures at immediate implants placed in fresh extraction sockets or whether any of the augmentation techniques is superior to the others.

Dental cone beam computed tomography analyses of postoperative labial bone thickness in maxillary anterior implants: comparing immediate and delayed implant placement.

上顎前歯部インプラントにおける術後の唇側骨の厚みについて歯科用コーンビームCTを用いた分析：即時および待時インプラントの比較

Miyamoto Y, Obama T.

本研究の目的は、上顎前歯部インプラント周囲の術後の歯肉退縮に対する唇側骨の厚みとそれに対応する垂直的骨吸収の影響について調べることである。コーンビームCT（CBCT）を用いて、2つの異なる術式すなわち待時（2回法）と即時インプラントの硬および軟組織の結果を測定するために、歯槽骨の三次元像の時間的変化がモニターでチェックされた。さらに、待時インプラントでは骨再生誘導法が、非吸収性もしくは吸収性メンブレンと無機ウシ骨基質を組み合わせて行われた。比較検討結果として歯肉退縮量は、即時インプラントに比べて、特に非吸収性メンブレン使用時の2回法待時インプラントで顕著に少なかった。CBCTによる唇側骨の厚みの測定は、前歯部領域の歯肉退縮を評価するための有効な指標となることが示された。

（Int J Periodontics Restorative Dent 2011;31（3）:215-225.）

This study aimed to evaluate the influence of labial alveolar bone thickness and the corresponding vertical bone loss on postoperative gingival recessions around anterior maxillary dental implants. Using cone beam computed tomography (CBCT) scanning, the temporal changes of three-dimensional images of alveolar bone were monitored to determine hard and soft tissue outcomes of two different implant placement techniques: delayed two-stage and immediate placement. Furthermore, for the delayed two-stage placement, guided bone regeneration was applied using either nonresorbable or resorbable membranes combined with anorganic bovine bone matrix. The comparative results suggested that gingival recessions were significantly lower in delayed two-stage placement, especially when using a nonresorbable membrane, compared to immediate placement, and labial bone thickness, measured by CBCT, offered an effectual indicator to assess gingival recession in the anterior region.

1. Membrane
2. Digital Dentistry
3. Orthodontic Implant
4. Maxillary Sinus Floor Elevation
5. Implant Overdenture
6. Implant Esthetic
7. **Immediate Implant Placement**
8. Implant Soft Tissue Management
9. Management of Complications in Implant Dentistry
10. Implant Occlusion

45 歯根破折を生じた上顎側切歯に抜歯後即時インプラント埋入を行った症例

青柳　潔（神奈川県開業）

文献：Gher ME, Quintero G, Assad D, Monaco E, Richardson AC. Bone grafting and guided bone regeneration for immediate dental implants in humans．J Periodontol 1994;65(9):881-891.

症例の概要

初診は2016年12月。41歳、男性。主訴は前歯が折れたが、他の歯を削らずに治したいとのこと。

初診時歯式：

	7			3 2 1	1 2 3 4 5 6 7
		6 5 4 3 2 1	1 2		4 5 6

術後歯式：

	7			3 ▲ 1	1 2 3 4 5 6 7
		6 5 4 3 2 1	1 2		4 5 6

（▲部インプラント）

処置内容とその根拠

2|の抜歯は歯肉を傷つけないよう慎重に行った。パイロットドリルで深さ10mm形成し、方向チェッカーを入れた状態でCT撮影した。インプラント窩を形成後、幅3.7mm、長さ10mmのティッシュレベルインプラントを埋入した。インプラントと粘膜の隙間にHAとβ-TCPを1：1に混ぜたものを補填した。ソリッドアバットメントをセットして、テンポラリークラウンで人工骨が漏れないよう仮封をした。4ヵ月後にメタルボンドを装着した。

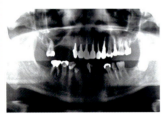
図1　術前パノラマX線写真。はっきりと破折線は確認できない。

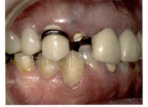
図2　前装冠が指で触るとグラグラだった。ポストごと取り除き口腔内を写真撮影した。

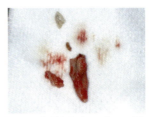
図3　2|番抜去歯。ポスト部で歯根破折しており、保存不可能と思われる。

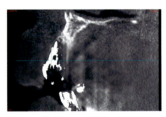
図4　術前CT画像。唇側骨、口蓋側骨があまりみられない。ボーングラフトが必要。

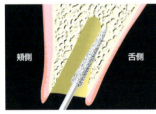
図5　舌側寄りに形成。Mサージカルダイヤモンドバーで、抜歯窩に流されないように形成する。

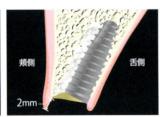
図6　歯肉辺縁より2mm深く埋入。インプラントと歯肉の間に人工骨を填入。

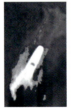
図7　人工骨填入後CT画像。主に唇側骨欠損部に人工骨の像がみられる。

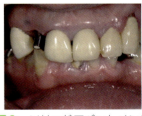
図8　ソリッドアバットメントセット時口腔内写真。テックを入れてしばらく様子を見た。

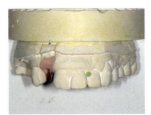
図9　レプリカ模型。レプリカの唇側切縁部が削られてメタルボンドができてきた。

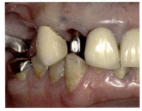
図10　アバットメントをレプリカと同様に形成して、メタルボンドが入るように調整した。

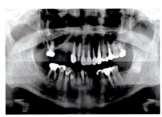
図11　アバットメント装着後パノラマX線写真。平行性やインプラント周囲骨に問題なし。

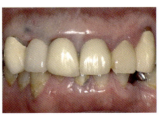
図12　メタルボンド装着時の口腔内写真。歯肉の退縮等なく、患者も十分満足した。

1. Membrane
2. Digital Dentistry
3. Orthodontic Implant
4. Maxillary Sinus Floor Elevation
5. Implant Overdenture
6. Implant Esthetic
7. **Immediate Implant Placement**
8. Implant Soft Tissue Management
9. Management of Complications in Implant Dentistry
10. Implant Occlusion

上顎前歯部に抜歯後即時インプラント埋入を行った症例

片寄信子（神奈川県開業） 46

文献：Kan JY, Rungcharassaeng K, Lozada JL, Zimmerman G. Facial gingival tissue stability following immediate placement and provisionalization of maxillary anterior single implants: a 2- to 8-year follow-up. Int J Oral Maxillofac Implants 2011;26(1):179-187.

症例の概要

　初診は2015年5月。62歳、女性。左上臼歯部の咬合痛および 1| の動揺を主訴に受診。 1| はコアから脱離しており、歯根破折が認められたため保存不可能と判断した。患者はブリッジや可撤性義歯ではなくインプラントによる補綴を希望した。

　上顎前歯部のインプラント治療においては、機能だけでなく審美性の回復も求められるため、侵襲を極力回避するような処置を行った。

処置内容とその根拠

　CTでは 1| の唇側の骨は確認できなかったが、歯間部の骨の幅もあったため抜歯即時埋入を計画した。術前に2週間矯正的挺出を行い、抜歯時の侵襲の軽減を図った。抜歯窩の舌側にインプラントを埋入し、唇側の骨壁の裂開部にBio-Gide®を置き、唇側のスペースには自家骨とBio-Oss®を填入した。口蓋から結合組織を採取し、唇側歯頚部に縫合した。4ヵ月後、プロビジョナルクラウンにて軟組織の形態を修正し、最終補綴装置を製作した。

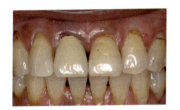

図1　初診時、歯肉は全体に薄く、 1| は唇側やや遠心の歯肉にやや炎症が認められる。

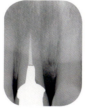

図2　初診時デンタルX線写真。近心歯頚部にやや吸収がみられる。

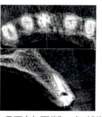

図3　CT（水平断、矢状断）画像。歯頚部付近の唇側には、骨が確認できない。

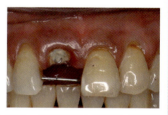

図4　補綴装置と軟化象牙質を除去したところ、残存歯質は歯肉縁下であった。挺出開始前。

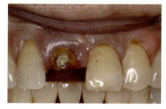

図5　挺出後2週間。数mmの挺出が見られ、歯肉も歯冠側へ牽引されて炎症は収まっている。

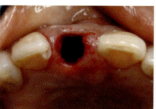

図6　抜歯窩。唇側は骨の裂開があり中央がやや凹んでいる。

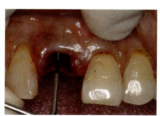

図7　唇側中央付近に骨の裂開があった。

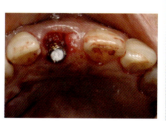

図8　舌側寄りに埋入し、唇側の骨裂開部に吸収性膜を置き、骨補填材料を填入した。

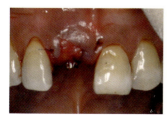

図9　口蓋から採取した結合組織を唇側粘膜に滑り込ませるようにして縫合。

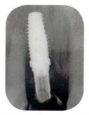

図10　埋入後2ヵ月経過時デンタルX線写真。

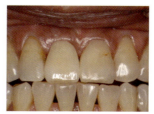

図11　リコール時（術後1年）の正面観。安定しているように見える。

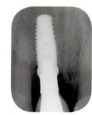

図12　同デンタルX線写真。インプラント周囲の骨は安定している。

1. Membrane
2. Digital Dentistry
3. Orthodontic Implant
4. Maxillary Sinus Floor Elevation
5. Implant Overdenture
6. Implant Esthetic
7. **Immediate Implant Placement**
8. Implant Soft Tissue Management
9. Management of Complications in Implant Dentistry
10. Implant Occlusion

47 歯根破折した上顎前歯部に抜歯後即時インプラント埋入を行った症例

萱原直樹（滋賀県勤務）

文献：Paolantonio M, Dolci M, Scarano A, d'Archivio D, di Placido G, Tumini V, Piattelli A. Immediate implantation in fresh extraction sockets. A controlled clinical and histological study in man. J Periodontol 2001;72(11):1560-1571.

症例の概要

初診は2015年3月。42歳、男性。上顎右側中切歯前装冠の動揺を主訴に来院。10年ほど前に、事故で歯冠破折し前装冠を装着。半年ほど前から動揺を自覚していた。上顎右側中切歯の歯周ポケットは遠心舌側で7mmと深く、歯根破折のため保存不可能と診断した。インプラント治療のメリット・デメリットを説明し、患者の同意を得て、インプラントを抜歯後即時埋入した。

処置内容とその根拠

抜歯は唇側骨にできるだけ損傷がないよう行い、Buserらが提唱しているガイドラインを参考に、プラットフォームが隣在歯の歯根部を結んだ線から1mm口蓋側寄り、CEJより2mm根尖側寄りにインプラントを埋入できるよう、ガイデッドサージャリーを行った。

抜歯後の唇側骨吸収のため、水平的に歯肉のボリュームが減少した。清掃性および審美性を獲得するため、結合組織移植を行い水平的な歯肉のボリューム改善を図り、上部構造を装着した。

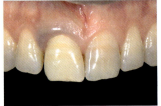

図1 初診時口腔内写真。歯肉の腫脹、遠心舌側に7mmの歯周ポケットが存在する。

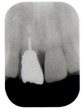

図2 同デンタルX線写真。骨頂からの残存歯質は1mm程度ある。

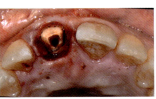

図3 前装冠を除去したところ、残根状態となっており、破折線も確認できる。

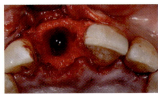

図4 抜歯に関しては、唇側骨にできるだけ損傷がないよう、慎重に行った。

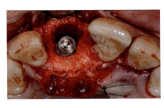

図5 ASTRA TECHインプラント（φ4.0×11mm）を埋入した。

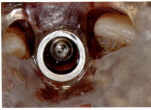

図6 インプラント埋入に関しては、SICAT Surgical Guideを使用した。

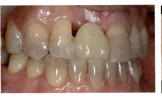

図7 抜歯後、唇側骨吸収のため、水平的に歯肉のボリュームが減少している。

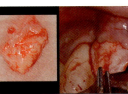

図8 上顎口蓋側から、結合組織を採取し、結合組織移植を行った。

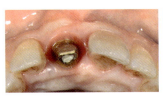

図9 アバットメント装着時。水平的な歯肉のボリューム改善が図られている。

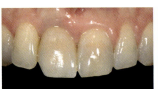

図10 上部構造装着後の状態。審美的・機能的な改善が図られた。

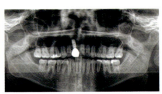

図11 上部構造装着後1年経過時パノラマX線写真。

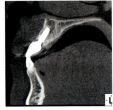

図12 同CT画像。唇側骨の厚みは、プラットフォーム部で2mm存在し、経過良好である。

1. Membrane
2. Digital Dentistry
3. Orthodontic Implant
4. Maxillary Sinus Floor Elevation
5. Implant Overdenture
6. Implant Esthetic
7. **Immediate Implant Placement**
8. Implant Soft Tissue Management
9. Management of Complications in Implant Dentistry
10. Implant Occlusion

上顎前歯部に抜歯後即時インプラント埋入を行った症例

佐藤浩史（東京都開業） 48

文献：Chaushu G, Chaushu S, Tzohar A, Dayan D. Immediate loading of single-tooth implants: immediate versus non-immediate implantation. A clinical report. Int J Oral Maxillofac Implants 2001;16(2):267-272.

症例の概要

　初診は2015年7月。53歳、男性。主訴は前歯の差し歯が取れたとのこと。|1のメタルセラミッククラウン脱離で来院。残存歯質が薄くなっており、再着および再製作は難しく、保存不可能歯と診断した。

　抜歯後の補綴について説明したところ、インプラント治療を希望。CT診断の結果、埋入予定部位には残存骨もあり、抜歯即時インプラント埋入ケースと診断した。

処置内容とその根拠

　抜歯以降の手術は主にマイクロスコープを用いて行った。抜歯は歯槽骨を破壊しないように慎重に行った。口蓋側低位埋入を行うために抜歯窩口蓋側の斜面にドリリングの起始点を設定した。マイクロスコープ下では起始点を直視できるため、マイクロスコープを使用することはとても有用と思われた。唇側歯槽骨の減少および辺縁歯肉の退縮を防ぐ目的で骨補填材料のBio-Oss®を填入した。

　4ヵ月の免荷期間後、二次手術を行い、ペリオテストにて良好な結果を得られたので最終補綴に移行した。最終補綴装置であるメタルセラミッククラウン装着後1年あまりであるが、術後経過良好である。上顎前歯においては、抜歯即時インプラント埋入を行うことにより抜歯待時に比べて残存骨の保存ができると考えている。

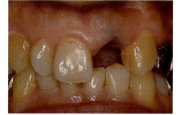

図1　初診時正面観。

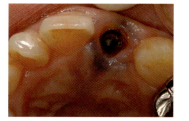

図2　同上顎咬合面観前歯部拡大像。

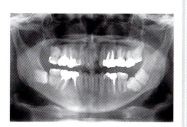

図3　同パノラマX線写真。7̲8̲埋伏。咬合支持域が少ない。

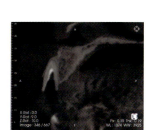

図4　術前矢状断CT画像。唇側皮質骨の厚みはないが、埋入予定部位である基底骨の量は十分ある。

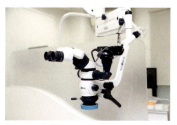

図5　当院のマイクロスコープ。抜歯即時埋入を行う際は常にマイクロスコープを併用している。

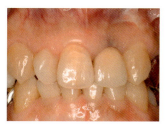

図6　術後1年経過時の口腔内写真正面観。

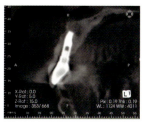

図7　同矢状断CT画像。

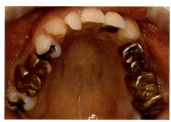

図8　同上顎咬合面観。

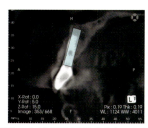

図9　本症例の反省点としてインプラントの長さが挙げられる。

97

1. Membrane
2. Digital Dentistry
3. Orthodontic Implant
4. Maxillary Sinus Floor Elevation
5. Implant Overdenture
6. Implant Esthetic
7. Immediate Implant Placement
8. **Implant Soft Tissue Management**
9. Management of Complications in Implant Dentistry
10. Implant Occlusion

8 Implant Soft Tissue Management

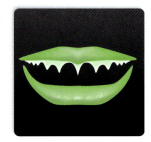

軟組織マネージメント：
インプラント周囲組織の審美性の回復や長期の維持安定を図るための治療。軟組織の退縮の予防、角化粘膜の獲得、歯肉切除、結合組織移植、歯肉整形などがある。

今読むべきインパクトの高いベスト10論文

1 Cairo F, Pagliaro U, Nieri M. Soft tissue management at implant sites. J Clin Periodontol. 2008 Sep;35(8 Suppl):163-167.
インプラント部位における軟組織マネージメント

2 Esposito M, Maghaireh H, Grusovin MG, Ziounas I, Worthington HV. Soft tissue management for dental implants: what are the most effective techniques? A Cochrane systematic review. Eur J Oral Implantol 2012; 5 (3):221-238.
歯科インプラントに関する軟組織マネージメント：もっとも効果的な手法は何か？コクランシステマティックレビュー

3 Khoury F, Happe A. Soft tissue management in oral implantology: a review of surgical techniques for shaping an esthetic and functional peri-implant soft tissue structure. Quintessence Int 2000;31(7):483-499.
口腔インプラントにおける軟組織マネージメント：インプラント周囲軟組織の審美性と機能性を形作るための外科的テクニックのレビュー

4 Chee WW. Provisional restorations in soft tissue management around dental implants. Periodontol 2000 2001;27:139-147.
歯科インプラント周囲の軟組織マネージメントにおけるプロビジョナルレストレーションの役割

5 Yeung SC. Biological basis for soft tissue management in implant dentistry. Aust Dent J 2008;53 Suppl 1 :S39-42.
歯科インプラントの軟組織マネージメントに関する生物学的原則

6 Karabuda C, Tosun T, Ermis E, Ozdemir T. Comparison of 2 retentive systems for implant-supported overdentures: soft tissue management and evaluation of patient satisfaction. J Periodontol 2002;73(9):1067-1070.
インプラント支持型オーバーデンチャーに関する 2 種類の保持システムの比較：軟組織マネージメントと患者満足度の評価

7 Kamalakidis S, Paniz G, Kang KH, Hirayama H. Nonsurgical management of soft tissue deficiencies for anterior single implant-supported restorations: a clinical report. J Prosthet Dent 2007;97(1): 1 -5.
前歯部単独インプラント支持型補綴装置周囲の軟組織不足への非外科的対応：臨床報告

8 Happe A, Stimmelmayr M, Schlee M, Rothamel D. Surgical management of peri-implant soft tissue color mismatch caused by shine-through effects of restorative materials: one-year follow-up. Int J Periodontics Restorative Dent 2013;33(1):81-88.
修復材料の光透過性の影響によるインプラント周囲軟組織部分の色調のミスマッチに対する外科的マネージメント：1 年のフォローアップ

9 Mathews DP. Soft tissue management around implants in the esthetic zone. Int J Periodontics Restorative Dent 2000;20(2):141-149.
審美領域のインプラント周囲の軟組織マネージメント

10 Lai YL, Chen HL, Chang LY, Lee SY. Resubmergence technique for the management of soft tissue recession around an implant: case report. Int J Oral Maxillofac Implants 2010;25(1):201-204.
インプラント周囲の軟組織退縮のマネージメント法であるリサブマージェンステクニックについて：症例報告

Soft tissue management at implant sites.

インプラント部位における軟組織マネージメント

Cairo F, Pagliaro U, Nieri M.

背景：歯科インプラントは欠損歯の修復法として広く応用されている。インプラント周囲軟組織の外科的増生法は角化粘膜の幅や厚みを増大することやインプラントの審美的結果を向上させるために有用であると考えられる。本論文の目的は、インプラント部位の軟組織マネージメントに関する文献レビューをすることである。

材料および方法：臨床研究に関する文献検索をMedlineとマニュアル検索で行った。トピックスは以下の3つとした。(i)インプラント部位への角化粘膜の必要性(ii)角化粘膜を増大するための外科的手法(iii)インプラント周囲の軟組織の安定性。

結果：インプラント部位の軟組織マネージメントに関するいくつかの文献は、主にエキスパートオピニオン、ケースレポートおよびケースシリーズであった。さらにシステマティックレビューが抽出された。一般的にエビデンスレベルは低かった。以上より文献分析から(i)角化粘膜幅は歯科インプラントの生存率に影響しなかった(ii)角化粘膜の保存もしくは増大について推奨する特別な技術に関するエビデンスはなかった(iii)骨レベル、角化粘膜、インプラント形態がインプラント周囲の将来的な粘膜退縮と関連していることは示されなかった。

結論：科学的エビデンス不足が多くの項目で判明したが、インプラント部位の軟組織増大は実際の臨床の場面では必要であると考えられる。

(J Clin Periodontol. 2008 Sep;35(8 Suppl):163-167.)

BACKGROUND: Dental implants are widely used to replace lost teeth. It was suggested that surgical manipulation/augmentation of peri-implant soft tissue may be beneficial to increase the width/thickness of keratinized tissue (KT) and to enhance aesthetic outcomes of implant therapy. The aim of this paper was to provide a narrative review of the literature concerning soft tissue management at implant sites.
MATERIAL AND METHODS: Clinical studies were identified with both medline and hand searches. Three topics were considered in this review: (i) the significance of KT at implant sites, (ii) the surgical techniques to increase KT and (iii) soft tissue stability around implants.
RESULTS: Several papers concerning soft tissue management at implant sites were identified, mainly expert opinions, case reports and case series. In addition, a systematic review was selected. Generally, the level of evidence was weak. So far, literature analysis showed that (i) the width of KT did not influence the survival rate of dental implants; (ii) there is no evidence to recommend a specific technique to preserve/augment KT; and (iii) factors including bone level, KT and implant features have not been shown to be associated with future mucosal recession around dental implants.
CONCLUSION: Although scientific evidence in most part is lacking, soft tissue augmentation at implant sites may need to be considered in some clinical situations.

Soft tissue management for dental implants: what are the most effective techniques? A Cochrane systematic review.

歯科インプラントに関する軟組織マネージメント：もっとも効果的な手法は何か？コクランシステマティックレビュー

Esposito M, Maghaireh H, Grusovin MG, Ziounas I, Worthington HV.

目的：本レビューの目的を以下に示す。①フラップレスが患者にとって有益であるか、その場合の理想的なフラップデザインは何か、②軟組織の修正や増大術は患者にとって有益であるか、その場合の最良な手法は何か、③インプラント周囲角化粘膜の増大術は患者にとって有益であるか、その場合の最良な手法および縫合法や材料は何か。

材料および方法：2011年6月9日までの文献検索を電子文献データベース（Cochrane Oral Health Group's Trial Register、CENTRAL、MEDLINE、EMBASE）を使用して行った。歯根形態の歯科インプラントを使用しているランダム化比較臨床試験（RCTs）で、荷重後少なくとも6ヵ月のフォローアップをしており、歯科インプラント周囲の軟組織マネージメントについてさまざまなテクニックの比較検討を行っている論文を抽出した。主要評価項目は、補綴装置の失敗、インプラントの失敗そして生物学的合併症であった。条件に該当する研究のスクリーニング、研究の方法論やデータ抽出の評価は2名以上の独立したレビューアーによって少なくとも2回行われた。解析の統計単位は、補綴装置やインプラントの方法ではなく患者とした。結果は95％信頼区間と連続値を取る方法には平均差、2値をとる方法にはリスク比を用いた。

結果：17編の適正なRCTsが確認されたが、そのうち6編（患者数138名）が基準に合致していた。6編の臨床研究において以下のテクニックについて比較検討されていた：フラップレスvs従来法（フラップ翻転）（56名の患者対象の臨床研究2編）、歯槽頂切開vs口腔前庭切開（10名の患者対象の臨床研究1編）、インプラント二次手術時 Erbium YAG レーザーvsフラップ翻転（20名の患者対象の臨床研究1編）、インプラント埋入時の結合組織移植術がインプラント周囲組織の増生に有効であるかどうか（10名の患者対象のスプリットマウスを用いた臨床研究1編）、角化粘膜の高さを増大するための方法について自家移植vs動物由来コラーゲンマトリックス（40名の患者対象の臨床研究1編）。インプラント基準ではなく患者において、インプラント埋入時のフラップレステクニック、二次手術時のレーザーの使用はフラップ翻転に比較し、術後疼痛に関して統計学的に有意に少なく行われることが示された。結合組織を用いて増大術を行った部位は、審美面および組織の厚みの点で有用であった。口蓋からの自家軟組織移植もしくはブタ由来コラーゲンマトリックスの使用は、インプラント周囲軟組織の0.5mmの退縮が起きた上において角化粘膜の高さの増大にも有効であった。その他の分析においては、統計学的有意差は認められなかった。

結論：限定されたわずかなエビデンスの中で、フラップレスによるインプラント埋入は適切な患者選択を行えば有用な方法であり術後の不快感を減少させること、インプラント周囲の軟組織移植はその厚みを増大させ審美面の改善を促すこと、自家移植もしくは動物由来コラーゲンマトリックスを使用して角化粘膜の高さを増大させる方法は一定の治療効果を得ることができる反面、審美的結果について悪化させる（粘膜退縮量0.5mm）可能性があることが示された。今回、理想的なフラップデザイン、最適な軟組織増大術、角化粘膜および付着粘膜を増大するためのテクニックが患者にとって有益であるかどうか、最適な切開線や縫合法や材料について十分な信頼のある推奨されるエビデンスを提供することはできなかった。少なくとも6ヵ月間のフォローアップがあり、適切にデザインそして管理されたRCTsがこれらの問題に対して的確に回答するためには必要である。

（Eur J Oral Implantol 2012; 5（3）:221-238.）

PURPOSE: To evaluate whether flapless procedures are beneficial for patients and which is the ideal flap design, whether soft tissue correction/augmentation techniques are beneficial for patients and which are the best techniques, whether techniques to increase the peri-implant keratinised mucosa are beneficial for patients and which are the best techniques, and which are the best suturing techniques/materials.
MATERIALS AND METHODS: The Cochrane Oral Health Group's Trials Register, CENTRAL, MEDLINE and EMBASE were searched up to the 9th of June 2011 for randomised controlled trials (RCTs) of rootform osseointegrated dental implants, with a follow-up of at least 6 months after function, comparing various techniques to handle soft tissues in relation to dental implants. Primary outcome measures were prosthetic failures, implant failures and biological complications. Screening of eligible studies, assessment of the methodological quality of the trials and data extraction were conducted at least in duplicate and independently by two or more review authors. The statistical unit was the patient and not the prosthesis, the procedure or the implant. RESULTS were expressed using risk ratios for dichotomous outcomes and mean differences for continuous outcomes with 95% confidence intervals (CI).
RESULTS: Seventeen potentially eligible RCTs were identified but only six trials with 138 patients in total could be included. The following techniques were compared in the six included studies: flapless placement of dental implants versus conventional flap elevation (2 trials, 56 patients), crestal versus vestibular incisions (1 trial, 10 patients), Erbium:YAG laser versus flap elevation at the second-stage surgery for implant exposure (1 trial, 20 patients), whether a connective tissue graft at implant placement could be effective in augmenting peri-implant tissues (1 split-mouth trial, 10 patients), and autograft versus an animal-derived collagen matrix to increase the height of the keratinised mucosa (1 trial, 40 patients). On a patient rather than per implant basis, implants placed with a flapless technique and implant exposures performed with laser lead to statistically significantly less postoperative pain than flap elevation. Sites augmented with soft tissue connective grafts had better aesthetics and thicker tissues. Both palatal autografts or the use of a porcine-derived collagen matrix are effective in increasing the height of keratinised mucosa at the cost of a 0.5 mm recession of peri-implant soft tissues. There were no other statistically significant differences for any of the remaining analyses.
CONCLUSIONS: There is limited weak evidence suggesting that flapless implant placement is feasible and has been shown to reduce patient postoperative discomfort in adequately selected patients, that augmentation at implant sites with soft tissue grafts is effective in increasing soft tissue thickness and improving aesthetics, and that one technique to increase the height of keratinised mucosa using autografts or an animal-derived collagen matrix was able to achieve its goal but at the cost of a worsened aesthetic outcome (0.5 mm of recession). There is insufficient reliable evidence to provide recommendations on which is the ideal flap design, the best soft tissue augmentation technique, whether techniques to increase the width of keratinised/attached mucosa are beneficial to patients or not, and which are the best incision/suture techniques/materials. Properly designed and conducted RCTs, with at least 6 months of follow-up, are needed to provide reliable answers to these questions.
Primary outcome measures were prosthetic failures, implant failures and biological complications. Screening of eligible studies, assessment of the methodological quality of the trials and data extraction were conducted at least in duplicate and independently by two or more review authors. The statistical unit was the patient and not the prosthesis, the procedure or the implant. RESULTS were expressed using risk ratios for dichotomous outcomes and mean differences for continuous outcomes with 95% confidence intervals (CI).
RESULTS: Seventeen potentially eligible RCTs were identified but only six trials with 138 patients in total could be included. The following techniques were compared in the six included studies: flapless placement of dental implants versus conventional flap elevation (2 trials, 56 patients), crestal versus vestibular incisions (1 trial, 10 patients), Erbium:YAG laser versus flap elevation at the second-stage surgery for implant exposure (1 trial, 20 patients), whether a connective tissue graft at implant placement could be effective in augmenting peri-implant tissues (1 split-mouth trial, 10 patients), and autograft versus an animal-derived collagen matrix to increase the height of the keratinised mucosa (1 trial, 40 patients). On a patient rather than per implant basis, implants placed with a flapless technique and implant exposures performed with laser lead to statistically significantly less postoperative pain than flap elevation. Sites augmented with soft tissue connective grafts had better aesthetics and thicker tissues. Both palatal autografts or the use of a porcine-derived collagen matrix are effective in increasing the height of keratinised mucosa at the cost of a 0.5 mm recession of peri-implant soft tissues. There were no other statistically significant differences for any of the remaining analyses.
CONCLUSIONS: There is limited weak evidence suggesting that flapless implant placement is feasible and has been shown to reduce patient postoperative discomfort in adequately selected patients, that augmentation at implant sites with soft tissue grafts is effective in increasing soft tissue thickness and improving aesthetics, and that one technique to increase the height of keratinised mucosa using autografts or an animal-derived collagen matrix was able to achieve its goal but at the cost of a worsened aesthetic outcome (0.5 mm of recession). There is insufficient reliable evidence to provide recommendations on which is the ideal flap design, the best soft tissue augmentation technique, whether techniques to increase the width of keratinised/attached mucosa are beneficial to patients or not, and which are the best incision/suture techniques/materials. Properly designed and conducted RCTs, with at least 6 months of follow-up, are needed to provide reliable answers to these questions.

Soft tissue management in oral implantology: a review of surgical techniques for shaping an esthetic and functional peri-implant soft tissue structure.

口腔インプラントにおける軟組織マネージメント：インプラント周囲軟組織の審美性と機能性を形作るための外科的テクニックのレビュー

Khoury F, Happe A.

　オッセオインテグレーションや補綴治療による機能回復に加えて、インプラント治療に対する成功基準として審美的結果への患者の満足度を得る必要がある。天然歯の審美修復治療は適切な歯のプレパレーションと自然感のある技工操作によって可能となる一方で、インプラント治療では、骨や粘膜の欠損のために成功への道のりはより多くの困難をともなう。インプラント埋入から摘出までの外科的技術すなわち切開の方法や有用な器具について記述する。これらの方法が、インプラント治療の長期的機能や審美的結果につながることを期待する。

（Quintessence Int 2000;31（7）:483-499.）

Along with osseointegration and restoration of function, the patient's subjective satisfaction with the esthetic result is a touchstone of the success of implant therapy. Although esthetic restoration of natural teeth can be achieved routinely through appropriate tooth preparation and a natural-looking design on the part of the dental laboratory, the road to success is much more complicated with implants, because of atrophy of bone and mucosa. Surgical techniques, paths of incision, and useful instruments for implant therapy are described, from implant placement to exposure. These methods help to provide durable, functional, and esthetic results.

49 上顎前歯部に抜歯後即時インプラント埋入を行い硬・軟組織造成を応用し咬合機能を回復した症例　芦澤　仁（東京都開業）

文献：Linkevicius T, Apse P, Grybauskas S, Puisys A. The influence of soft tissue thickness on crestal bone changes around implants: a 1-year prospective controlled clinical trial. Int J Oral Maxillofac Implants 2009;24(4):712-719.

症例の概要

初診は2014年6月。69歳、女性。主訴は右上前歯が揺れているとのこと。現病歴・既往歴は特記事項なし。

処置内容とその根拠

動揺している1|は予後不良と診断。患者は同部位にインプラント治療を選択。歯周基本治療終了後2014年8月、CT画像をもとに診断を行い、1|は抜歯後即時埋入後、骨欠損部に骨補填材料を移植、GBRを行い、バイオタイプ改善の目的で結合組織移植術（CTG）を併用した。

6ヵ月後、二次手術を行った。歯頸ラインは反対側同名歯に近づいてきたがバイオタイプのさらなる改善を行うために再度CTGを併用した。その後、審美性の改善と、歯間乳頭獲得のためティッシュスカルプティングにて歯肉のマネージメントを行った。2015年11月に最終上部構造としてジルコニアセラミックスを装着。パラファンクション予防としてスプリントを製作し、現在も使用している。

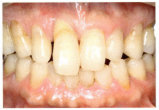 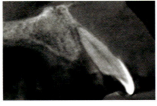 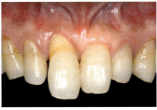 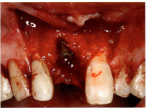

図1　初診時正面観。咬合痛を訴えて来院された。1|の挺出、動揺が認められる。

図2　同1|CT画像。頬側骨が著しく欠損している。歯周ポケットは全周9〜12mm、動揺度は3度を示した。

図3　手術前の1|前歯部正面観。挺出により反対側同名歯とのgapが認められ、歯頸ラインが不揃いであることがわかる。

図4　1|抜歯後、不良肉芽を掻爬。CEJより3mm下方にプラットフォームが来るようにインプラントを口蓋側寄りに埋入。

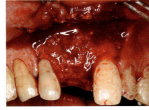 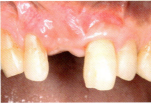 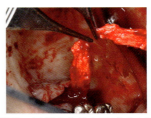 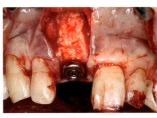

図5　骨欠損部には自家骨とDBBMを1：1の割合にて填入しGBRを行いバイオタイプ改善のため口蓋側より結合組織を採取し、Bio-Gide®で覆った。

図6　インプラント埋入6ヵ月経過後の口腔内写真。反対側同名歯との歯頸ラインのバランスが近づいてきた。

図7　唇側のさらなるバイオタイプの改善のために口蓋側より結合組織を採取した。

図8　二次手術時、さらなる歯肉のボリュームの改善のため、再度CTGを行った。

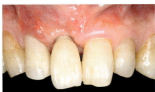 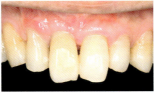 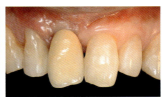 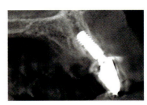

図9　二次手術後6週経過時のプロビジョナルレストレーション装着時口腔内写真。歯頸ラインおよび歯冠乳頭がまだ不足している。

図10　インプラント周囲歯肉のコントロールのため、3ヵ月かけてティッシュスカルプティングを行った。調和が取れてきた。

図11　ジルコニアセラミックスにて最終補綴装置を装着後の口腔内写真。歯冠形態は反対側同名歯と対象に製作した。

図12　最終補綴装置装着後、1年7ヵ月経過時のCT画像。インプラント周囲の骨吸収像もなく安定した状態を呈している。

1. Membrane
2. Digital Dentistry
3. Orthodontic Implant
4. Maxillary Sinus Floor Elevation
5. Implant Overdenture
6. Implant Esthetic
7. Immediate Implant Placement
8. **Implant Soft Tissue Management**
9. Management of Complications in Implant Dentistry
10. Implant Occlusion

インプラント周囲組織に対する遊離歯肉移植術

伊藤準之助（東京都勤務）

50

文献：Pranskunas M, Poskevicius L, Juodzbalys G, Kubilius R, Jimbo R. Influence of Peri-Implant Soft Tissue Condition and Plaque Accumulation on Peri-Implantitis: a Systematic Review. J Oral Maxillofac Res 2016;7(3):e2. eCollection 2016 Jul-Sep.

症例の概要

　患者は53歳、女性。主訴は右下のブリッジに違和感があり、インプラント補綴を希望して来院。6̅は約3年前の歯根破折により欠損。長期的な予後を考慮し、インプラントで新たな咬合支持を作ることにより残存歯の負担軽減につながり、天然歯の保存に努めることができると判断した。しかし、本症例での両隣在歯はクラウンワークの補綴歯であり、術者としてはインプラント補綴をするかどうか苦慮した症例であった。

処置内容とその根拠

　テンポラリーブリッジにてポンティック形態を変更・修正し、舌感の不良や違和感の改善が可能であるかを調べたが改善できずインプラント治療となった。その後、プラークコントロールのしやすいインプラント周囲組織を目指して遊離歯肉移植術を行った。インプラント周囲の付着歯肉の必要性に関して結論は出ていないが、付着歯肉の幅が十分に存在することは歯周組織の健康の維持にとって有利と考えられる。本症例ではインプラント周囲に遊離歯肉移植をしたことが有用であった。

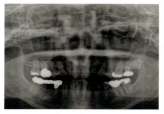
図1 初診時パノラマX線写真。90°に近い下顎角と歯根破折の既往、硬い食物を好むため咬合力はある程度強いと考えた。

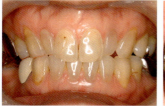
図2 同正面観。矯正治療の既往は無く、5̅|5̅、5̲|5̲の先天欠如を認める。

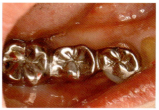
図3 同咬合面観。金属が叩かれて摩耗している。ブラキシズムの可能性を疑った。

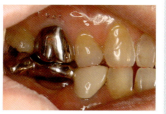
図4 同右側側方面観。舌感の不良と食渣の停滞が想像できた。基底面にプラークの付着も認めた。

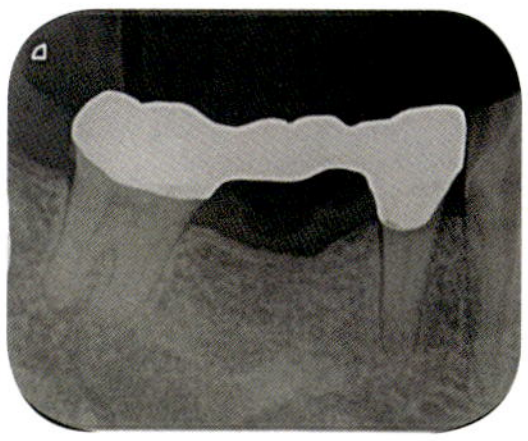

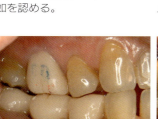
図5 同デンタルX線写真。歯根膜腔の拡大を認める。ポケットは全周3mm以下となっている。

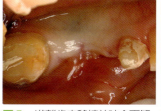
図6 テンポラリーブリッジ装着時右側側方面観。まずはブリッジワークでの再補綴を考え、テンポラリーにて診査を行った。

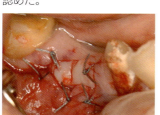
図7 遊離歯肉移植前咬合面観。付着歯肉が不足。プラークコントロールのしやすい環境を作ることを目的に処置を行った。

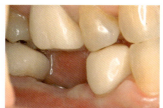
図8 遊離歯肉移植直後。移植片を小さくとってきてしまったため、縫合がしにくかった。

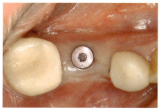
図9 遊離歯肉移植術後約2週経過時右側側方面観。付着歯肉が獲得できた。

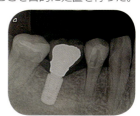
図10 遊離歯肉移植術後咬合面観。プラークコントロールしやすい環境を作ることで、安心して経過を追えると感じた。

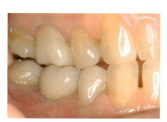
図11 補綴装置装着時デンタルX線写真。埋入位置および両隣在歯のクラウンの適合もよいと思われる。

図12 同側方面観。咬合力が強いと思われるため、注意深い経過観察が必要と考えている。

1. Membrane
2. Digital Dentistry
3. Orthodontic Implant
4. Maxillary Sinus Floor Elevation
5. Implant Overdenture
6. Implant Esthetic
7. Immediate Implant Placement
8. Implant Soft Tissue Management
9. Management of Complications in Implant Dentistry
10. Implant Occlusion

51 歯周組織再生療法後のGBR、FGGをともなうインプラント症例

岩野義弘（東京都開業）

文献：Ong CT, Ivanovski S, Needleman IG, Retzepi M, Moles DR, Tonetti MS, Donos N. Systematic review of implant outcomes in treated periodontitis subjects. J Clin Periodontol 2008;35(5):438-462.

症例の概要

　患者は51歳、女性。歯がぐらぐらして気になることを主訴に来院。診査の結果、8歯に7mm以上のPDを認めた。6|5は歯周基本治療時抜歯と同時にリッジプリザベーションを行い、再評価後、3歯にエムドゲイン®を用いた歯周組織再生療法を施した。PD 4mm以下となり、PCR、BOPともに改善したため、SIMPLANT®解析後6|5相当部へのガイデッドサージェリーによるインプラント治療を行った。

処置内容とその根拠

　インプラント周囲炎リスク回避のためPDを確実に4mm以下とすべく、CortelliniとTonettiのディシジョンツリーに従い、MPPTによる切開および必要に応じた同時骨移植術を選択した。頬側骨が不足しオトガイ孔が高位に存在したため、インプラント埋入時 modified lateral incision technique を用いた骨造成術を行った。ブラッシング平易な環境獲得のため、二次手術時FGGを施した。

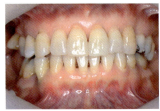
図1　初診時正面観。臼歯部に発赤腫脹および歯の病的移動を認める。

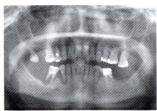
図2　同パノラマX線写真。8 5|7、6 5|5に根尖に及ぶ垂直性骨吸収像を認める。

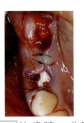
図3　6 5|抜歯時、非吸収性dPTFE膜を用いたリッジプリザベーションを行った。

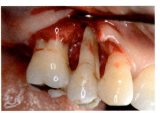
図4　|5には根尖に及ぶ骨欠損を認め、エムドゲイン®を用いた歯周組織再生療法を行った。

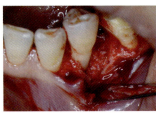
図5　ディシジョンツリーに従い、|5にはエムドゲイン®と自家骨移植を併用した。

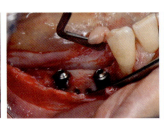
図6　ガイデッドサージェリーにて6 5|への埋入を行ったところ、頬側に骨の裂開を認めた。

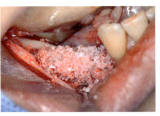
図7　インプラントに接する部位に自家骨を移植後、さらにBio-Oss®を移植した。

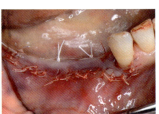
図8　オトガイ孔に留意して粘膜面に設置した切開線を、吸収性縫合糸にて断続縫合した。

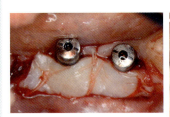
図9　ブラッシング平易な口腔内環境獲得のため、二次手術時遊離歯肉移植術を併用した。

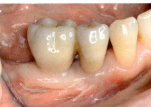
図10　上部構造はチタンベースのフルジルコニアモノリシッククラウンをスクリュー固定した。

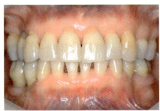
図11　SPT時正面観。咬合は安定し、歯肉に炎症所見は認められない。

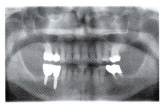
図12　同パノラマX線写真。骨レベルは平坦化し、インプラント周囲に骨吸収は認められない。

マイクロスコープ下で前歯部に歯周形成外科を行った症例

神田　浩（徳島県開業）

52

文献：Nozawa T, Enomoto H, Tsurumaki S, Ito K. Biologic height-width ratio of the buccal supra-implant mucosa. Eur J Esthet Dent 2006;1(3):208-214.

症例の概要

　初診は2015年5月。44歳、男性。2の疼痛のため来院した。根尖病変、唇側歯槽骨吸収があり、上顎前歯部歯冠長、歯頸線の不ぞろいがある。最近のインプラント補綴においては機能的回復のみならず、審美的要求度が増してきている。特に前歯部領域の審美、発音等にみられ、患者の満足を得るためには歯冠形態、歯肉の回復に重点が置かれるように思う。本症例は結合組織移植、アバットメント、歯冠形態の改善に努めることによって一定の改善を認めたので報告する。

処置内容とその根拠

　リッジオグメンテーション後にGBR同時埋入を行った。マイクロスコープ下でロールテクニックと同時に、結合組織片をインターポジショナルグラフトし、止血シーネ使用と注意事項の説明を行った。プロビジョナルレストレーションの観察後、最終補綴装置を装着した。Thin Typeでは歯周形成外科を行い、マイクロ用の縫合糸により、テンションフリーにして、エマージェンスプロファイルをレスカントゥアにすることにより組織を維持させることができると考える。

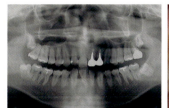
図1　初診時パノラマX線写真。

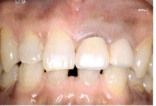
図2　同正面観前歯歯冠長。歯頸線の不調和がみられる。

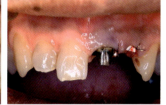
図3　リッジオグメンテーション。

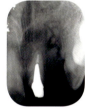
図4　リッジオグメンテーション後の骨補填材料デンタルX線写真。

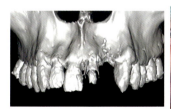
図5　インプラント埋入前3D画像。歯槽骨の陥凹・裂開が認められる。

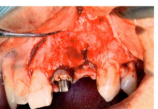
図6　1は歯冠歯根比の不調和のため、クラウンレングスニングを行わなかった。

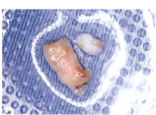
図7　採取した結合組織片。

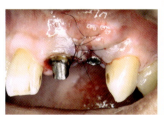
図8　歯周形成外科手術直後（インターポジショナルグラフト）。

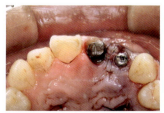
図9　歯周形成外科手術直後の咬合面観。

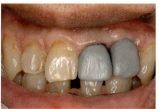
図10　最終補綴装置装着前ワックスアップ。

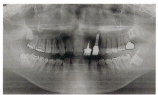
図11　最終補綴装置装着時パノラマX線写真。

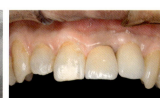
図12　同口腔内写真。

1. Membrane
2. Digital Dentistry
3. Orthodontic Implant
4. Maxillary Sinus Floor Elevation
5. Implant Overdenture
6. Implant Esthetic
7. Immediate Implant Placement
8. Implant Soft Tissue Management
9. **Management of Complications in Implant Dentistry**
10. Implant Occlusion

9 Management of Complications in Implant Dentistry

インプラント合併症：
外科手術による大出血や感染、オッセオインテグレーションの欠如など通常のインプラント処置結果からの予期できない逸脱。一般的には技術的または生物的なもののどちらかに分類される。

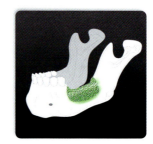

今読むべきインパクトの高いベスト10論文

1 Chiapasco M, Felisati G, Maccari A, Borloni R, Gatti F, Di Leo F. The management of complications following displacement of oral implants in the paranasal sinuses: a multicenter clinical report and proposed treatment protocols. Int J Oral Maxillofac Surg 2009;38(12):1273-1278.
副鼻腔内への口腔インプラント脱落後の合併症のマネージメント：多施設臨床研究と治療プロトコールの提案

2 Chiapasco M, Zaniboni M. Failures in jaw reconstructive surgery with autogenous onlay bone grafts for pre-implant purposes: incidence, prevention and management of complications. Oral Maxillofac Surg Clin North Am 2011;23(1): 1-15, v.
インプラント前処置を目的とした自家骨を用いたオンレーグラフトによる顎骨再建術の失敗について：合併症の発症率、予防法、マネージメント

3 Heitz-Mayfield LJ, Needleman I, Salvi GE, Pjetursson BE. Consensus statements and clinical recommendations for prevention and management of biologic and technical implant complications. Int J Oral Maxillofac Implants 2014;29 Suppl:346-350.
生物学的および技術的なインプラント合併症の予防とマネージメントに関するコンセンサスステートメントと臨床上推奨されること

4 Luna AH, Passeri LA, de Moraes M, Moreira RW. Endosseous implant placement in conjunction with inferior alveolar nerve transposition: a report of an unusual complication and surgical management. Int J Oral Maxillofac Implants 2008;23(1):133-136.
下歯槽神経転位を併用した骨内インプラント埋入：稀な合併症と外科マネージメントの報告

5 Tolstunov L. Management of biomechanical complication of implant-supported restoration of a patient with combination syndrome: a case report. J Oral Maxillofac Surg 2009;67(1):178-188.
コンビネーションシンドローム患者のインプラント支持型補綴の生体力学的合併症のマネージメント：ケースレポート

6 Sammartino G, Trosino O, di Lauro AE, Amato M, Cioffi A. Use of piezosurgery device in management of surgical dental implant complication: a case report. Implant Dent 2011;20(2):e 1-6.
歯科インプラントの外科的合併症のマネージメントにおけるピエゾサージェリーの使用：ケースレポート

7 Wolfart S, Gehrt M, Gross D. Management of prosthetic complications in implant prosthetics Part 1: Fixed restorations. Implantologie 2011;19(4):395-408.
インプラント補綴の合併症のマネージメント－パート１：固定性補綴

8 Joda T, Brägger U. Management of a complication with a fractured zirconia implant abutment in the esthetic zone. Int J Oral Maxillofac Implants 2015;30(1):e21-23.
審美領域のジルコニアインプラントのアバットメント破折に対するマネージメント

9 da Costa Ribeiro R, Barbosa Luna AH, Sverzut CE, Sverzut AT. Failure of Osseointegrated Dental Implant After Alveolar Nerve Transposition: A Report of an Unusual Complication and Surgical Management. Implant Dent 2017;26(4):645-648.
下歯槽神経転位後の骨結合型歯科インプラントの失敗：稀な合併症と外科マネージメントの報告

10 Dawood A, Kalavresos N. Management of Extraoral Complications in a Patient Treated with Four Zygomatic Implants. Int J Oral Maxillofac Implants 2017;32(4):893–896.
４本のザイゴマインプラントの治療を行った患者の口腔外合併症のマネージメント

106

The management of complications following displacement of oral implants in the paranasal sinuses: a multicenter clinical report and proposed treatment protocols.

副鼻腔内への口腔インプラント脱落後の合併症のマネージメント：
多施設臨床研究と治療プロトコールの提案

Chiapasco M, Felisati G, Maccari A, Borloni R, Gatti F, Di Leo F.

　この後ろ向き研究は、臨床上行われる機能的内視鏡下副鼻腔手術（FESS）、口腔内からのアプローチ法もしくはこれらの併用法による上顎洞内への口腔インプラントの脱落の治療後の副鼻腔の合併症について分析した。上顎洞内への口腔インプラントの脱落後、副鼻腔に関する術後合併症の治療を5年以上行っている27名の患者（男性13名、女性14名）、年齢27～73歳（平均53.9歳）が対象となった。合併症（インプラントの脱落、それにともなう反応性副鼻腔炎の有無、上顎洞との交通の関連の有無）によって患者はFESS、口腔内からのアプローチ法、これらを組み合わせた方法により治療を行った。フォローアップは最低1年臨床的およびX線にて評価された。26名の患者は完治したが、1名についてはインプラント除去2年後に副鼻腔炎と上顎洞との交通に関する持続的な徴候と症状がみられたためFESSと口腔内アプローチ法の組み合わせにて再治療を行った。2回目の治療後の術後回復によって完治した。本研究の結果は、上顎洞内への口腔インプラント脱落後の副鼻腔炎に関する術後合併症の外科的治療プロトコールの合理的な選択は確かな結果をもたらすことが証明された。

（Int J Oral Maxillofac Surg 2009;38(12):1273-1278.）

This study retrospectively analyses paranasal sinus complications following displacement of oral implants in the maxillary sinus treated according to clinical situation by functional endoscopic sinus surgery (FESS), an intraoral approach, or a combination of both procedures. Over 5 years, 27 patients (13 male; 14 female), aged 27-73 years (mean 53.9 years), underwent treatment for postoperative complications involving the paranasal sinuses following displacement of oral implants in the maxillary sinuses. According to the complication (implant displacement, implant displacement with or without reactive sinusitis and/or with or without associated oro-antral communication), patients were treated with FESS, intraoral approach to the sinus, or FESS associated with an intraoral approach. Follow up lasted for at least 1 year with clinical and radiographic controls. 26 patients recovered completely; one patient underwent re-intervention with FESS and an intraoral approach 2 years after implant removal, due to persistent signs and symptoms of maxillary sinusitis and oro-antral communication. Postoperative recovery after the second procedure was followed by complete recovery. The results demonstrate that a rational choice of surgical protocol for the treatment of complications involving the paranasal sinuses following displacement of implants in the maxillary sinuses may lead to reliable results.

Failures in jaw reconstructive surgery with autogenous onlay bone grafts for pre-implant purposes: incidence, prevention and management of complications.

インプラント前処置を目的とした自家骨を用いたオンレーグラフトによる顎骨再建術の失敗について：合併症の発症率、予防法、マネージメント

Chiapasco M, Zaniboni M.

口腔インプラントを用いた機能回復は、近年日常臨床において広く行われている方法であり長期的結果も示されている。しかしながら、不十分な骨量や顎間関係が不良であることからインプラント埋入が困難である、また機能面や審美面から禁忌症となる可能性がある。不十分な歯槽堤の回復のための方法の１つとして、自家骨ブロックの応用が限局的もしくは広範囲の骨欠損に対してもっとも頻用されている。成功のために前もって必要な項目は、正確な術前計画、適切な再建手術法そして精密な補綴機能回復である。たとえこれらの条件をクリアしたとしても移植に関する合併症すなわち裂開、感染そして移植材の高度な吸収などが起こる可能性がある。本論文の目的は、これらの合併症に関する発生率、予防法および治療法について情報をアップデートすることである。

（Oral Maxillofac Surg Clin North Am 2011;23(1):1-15, v.）

Dental rehabilitation with oral implants has become a routine treatment modality in the last decades, with reliable long-term results. However, insufficient bone volume or unfavorable intermaxillary relationships may render implant placement impossible or incorrect from a functional and esthetic viewpoint. Among the different methods for the reconstruction of deficient alveolar ridges, the use of autogenous bone blocks represents the most frequently used treatment modality both for limited and extended bone defects. Prerequisites for a successful outcome are represented by accurate preoperative planning, proper reconstructive procedure, and adequate prosthetic rehabilitation. Even if all these principles are followed, complications involving the grafts may occur, such as dehiscence, infection, or relevant resorption of the graft. The aim of this article is to present an updated overview on the incidence, prevention and treatment of these complications.

Consensus statements and clinical recommendations for prevention and management of biologic and technical implant complications.

生物学的および技術的なインプラント合併症の予防とマネージメントに関するコンセンサスステートメントと臨床上推奨されること

Heitz-Mayfield LJ, Needleman I, Salvi GE, Pjetursson BE.

　インプラント治療は豊富な科学的文献で記述されているように高い成功率を有する。しかしながら、患者や臨床家は日常臨床の中で合併症を予見する必要性がある。グループ5における本論文の目的は、臨床や将来の研究に対して参考となる手引きを作成するために生物学的および技術的な合併症の予防とマネージメントに関して取り組むこととした。インプラント治療の合併症として3題のトピックスを抽出し、インプラント周囲炎に対する予防法と治療法および技術的合併症の対処法について言及した。
　3編のシステマティックレビューをもとにワーキンググループ5の考察の基本とした。これらのシステマティックレビューの見解をもとにグループ内の統一見解を決定し、アップデートした考察を示していくこととした。全員出席のセッションにて以下に記載した内容が発表され受理された。

（Int J Oral Maxillofac Implants 2014;29 Suppl:346-350.）

Implant treatment is highly successful, as documented in a wealth of scientific literature. However, patients and clinicians should expect to see complications within their daily practice. The aim of the papers presented by this group was to address the prevention and management of technical and biologic complications in order to make recommendations both for clinical practice and future research. Three topics were chosen within the field of complications of implant treatment, and these addressed prevention and therapy of peri-implant disease and prevention of technical complications.
Three systematic reviews were conducted and formed the basis for discussion of working group 5. The discussions led to the development of statements and recommendations determined by group consensus based on the findings of the systematic reviews. These were then presented and accepted following modifications as necessary at plenary sessions.

53 インプラント周囲炎における対応

浅賀勝寛（埼玉県開業）

文献：Lang NP, Berglundh T, Heitz-Mayfield LJ, Pjetursson BE, Salvi GE, Sanz M.Consensus statements and recommended clinical procedures regarding implant survival and complications.Int J Oral Maxillofac Implants 2004;19 :150-154.

症例の概要

初診は2016年1月。36歳、女性。主訴は右下のインプラント部位に違和感を感じるとのこと。3年ほど前に他院にてインプラントを埋入。術後の経過は問題なく、補綴後も安定していたが1ヵ月ほど前から違和感を感じるようになったとのことで来院。

処置内容とその根拠

歯周基本治療終了後、インプラント周囲炎の治療を行った。上部構造の除去を行い、カバースクリューへ交換した。粘膜が安定した後にLangのCISTを参考にして再生手術を行った。全層弁にて歯肉粘膜弁を剥離し、不良肉芽組織の掻爬を行った。Er:YAGレーザーによりインプラント表面のデブライドメントを行い、Bio-Oss®を填入し、減張切開を行い閉鎖創とし縫合を行った。半年経過後、歯肉に炎症がないことを確認してヒーリングアバットメントへと変更を行い、治癒後補綴した。

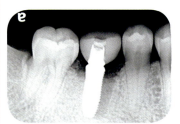

図1　初診時デンタルX線写真。6̄インプラント周囲にX線透過像を認める。

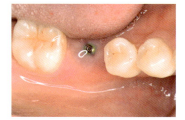

図2　上部構造およびアバットメントを除去し、カバースクリューへ交換後。粘膜が安定した状態。

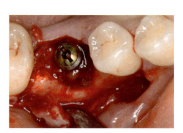

図3　骨欠損上を避けて切開、剥離。インプラント周囲に不良肉芽組織がみられる。

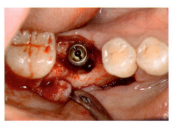

図4　Er:YAGレーザーにてインプラント表面、骨小窩まで徹底的なデブライドメントを行った。

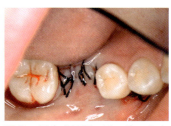

図5　骨欠損部にBio-Oss®を填入。減張切開を入れ、緊密に縫合した。

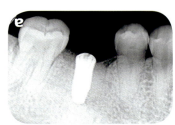

図6　術後のデンタルX線写真。近心部にBio-Oss®が填入されていることを確認。

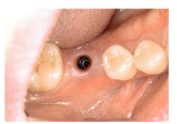

図7　術後1年5ヵ月経過時。インプラント周囲組織の炎症はみられない。

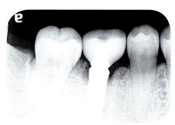

図8　上部構造装着後デンタルX線写真。インプラント周囲に骨様の不透過像を確認。

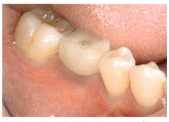

図9　同口腔内写真。インプラント周囲に出血、排膿などの炎症所見は認められない。

インプラント周囲炎治療に顕微鏡を使用した症例

甘利佳之（東京都開業）

文献：Esposito M, Hirsch JM, Lekholm U, Thomsen P.Biological factors contributing to failures of osseointegrated oral implants. (II). Etiopathogenesis.Eur J Oral Sci 1998;106(3):721-764.

症例の概要

患者は69歳男性。下顎左側臼歯部の違和感および腫脹を主訴に来院、下顎左側第一大臼歯部位のインプラントは、排膿、出血をともない8mm以上のポケットが存在するインプラント周囲炎に罹患していた。外科手術、再補綴を提案し全顎的歯周基本治療を行う治療計画を提案しリスク、治療期間や費用、術後の管理、歯周治療の必要性を説明しインプラント周囲炎の治療を行う。

処置内容とその根拠

Erwin AdvErl Evo（モリタ社）にてPSM600Tを使用しデブライドメント後、Periowave™を使用し光殺菌療法（Photo Dynamic Therapy）を行い、洗浄後、アローボーン-β-デンタル（ブレーンベース社）を填入した。インプラント周囲炎症例において歯科顕微鏡下におけるオープンデブライドメントは有効な治療法であったと思われる。

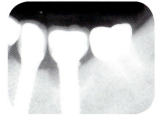
図1　初診時デンタルX線写真、2016年1月。

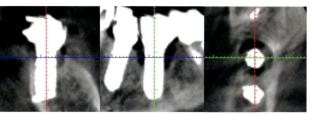
図2　同CT画像、インプラントを中心にカップ状骨吸収を起こしている。

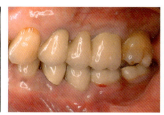
図3　同左側頬側面観。

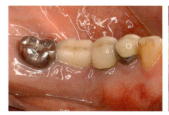
図4　同左側舌側面観。

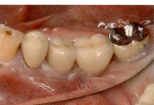
図5　初期治療終了時の頬側面観。2016年5月。

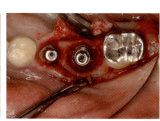
図6　不良肉芽除去後の咬合面観。

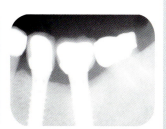
図7　術後11ヵ月後のメインテナンス時デンタルX線写真。

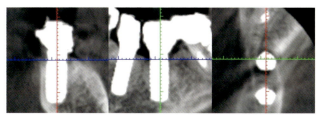
図8　術後11ヵ月経過時のCT画像。インプラントを中心にカップ状骨吸収が改善している。

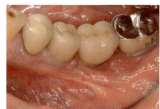
図9　同頬側面観。歯肉の発赤・腫脹が改善・維持されている。

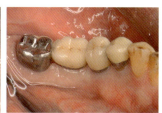
図10　同舌側面観。辺縁歯肉が改善され、維持されている。

55 上顎洞粘膜パーフォレーション後に縫合しリカバリーした症例

金子泰英（栃木県開業）

文献：Cricchio G, Sennerby L, Lundgren S. Sinus bone formation and implant survival after sinus membrane elevation and implant placement: a 1- to 6-year follow-up study. Clin Oral Implants Res 2011;22(10):1200-1212.

症例の概要

患者は42歳、女性。喫煙者。全身疾患の特記事項なし。2012年1月、他院にて5|にソケットリフト併用インプラント埋入が予定されたが、ファーストドリリングで上顎洞粘膜が破れたため手術中止。その後、鼻漏などは認めず経過していたとのこと。同月、患者は同部位のインプラント治療を強く希望したため、当院へ紹介された。2012年4月、静脈内鎮静法併用にてサイナスリフトを行った。処置中、上顎洞粘膜のパーフォレーションが生じたためその部分を吸収糸で縫合した。

処置内容とその根拠

挙上した部分にはCGFを挿入し、開窓部には吸収性バリアメンブレン（Cytoplast™ RTMcollagen 30×40mm）を使い縫合した。4ヵ月の経過観察後、ASTRA TECH OsseoSpeed™ TX 3.5S×9mmを埋入。初期固定が良好であったため1回法とした。2ヵ月後、印象採得を行い、12ヵ月後、陶材焼付冠を装着した。約4年半が経過しているが、パノラマX線写真、CBCTで異常所見は認められず、咬合状態も安定している。現在、順調な経過をたどっているが、今後も十分な経過観察が必要と考えている。

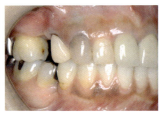 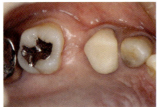 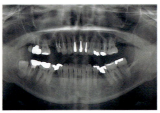 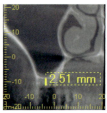

図1 初診時口腔内写真。　図2 同口腔内写真。　図3 術前パノラマX線写真。　図4 同CT画像。

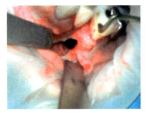 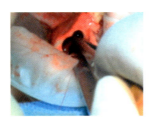 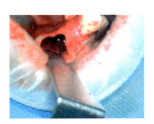 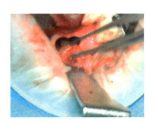

図5 直径約10mmのパーフォレーションが認められる。　図6 広範囲に破けたサイナスメンブレンを縫合し閉鎖しているところ。　図7 縫合終了。　図8 上顎洞内にCGFを挿入した。

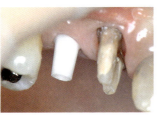 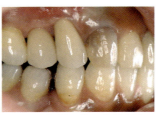 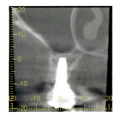 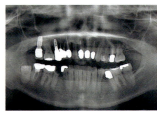

図9 アバットメントはジルコニアアバットメントを使用。　図10 最終補綴装置装着直後の口腔内写真。　図11 術後4年経過時CT画像。異常な骨吸収や上顎洞の肥厚も認められない。　図12 同パノラマX線写真。

インプラント周囲炎に対して外科処置で対応した症例

本荘真也（埼玉県開業）

56

文献：Lang NP, Berglundh T, Heitz-Mayfield LJ, Pjetursson BE, Salvi GE, Sanz M. Consensus statements and recommended clinical procedures regarding implant survival and complications. Int J Oral Maxillofac Implants 2004;19 Suppl:150-154.

症例の概要

　初診は2016年3月。46歳、女性。インプラント周囲からの排膿と激しい自発痛を訴えて来院された。7年ほど前に他院にて2相当部にインプラントを埋入し、問題なく経過していたが、術後4年目から違和感を覚えるようになった。定期的な歯科メインテナンスを受けておらず、インプラント周囲の違和感も放置していた。当院に来院される一週間前から疼痛が強くなり、現在は激しい自発痛と排膿を認める。

処置内容とその根拠

　急性症状を抑えるため、インプラント周囲のEr:YAGレーザーによる消炎処置と投薬を行った。インプラント上部構造の撤去を行う予定であったが、他院にて埋入されたインプラントであったため、セメント固定の上部構造を外すことができず、装着したまま治療を行った。不良肉芽組織の掻爬を行った後、Er:YAGレーザーによりデブライドメントを行い、Bio-Oss®を填入し、上顎口蓋側から採取した結合組織を移植した。術後9ヵ月が経過し、自覚症状はなく良好に経過している。

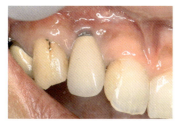

図1　初診時口腔内写真。インプラント周囲に角化粘膜はなく、頬側の歯肉が陥凹している。

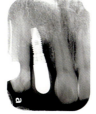

図2　同デンタルX線写真。周囲を囲むように透過像を認める。

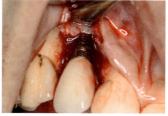

図3　剥離をすると、インプラント表面が汚染されているのが分かる。

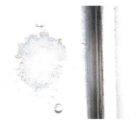

図4　骨補填材料はBio-Oss®を使用した。

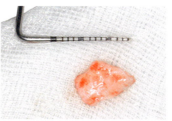

図5　口蓋側から採取した結合組織を頬側に移植した。

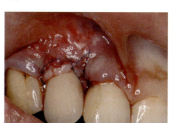

図6　一部露出している結合組織は、採取の際に意図的に残した角化上皮である。

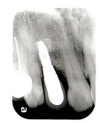

図7　術後9ヵ月経過時デンタルX線写真。

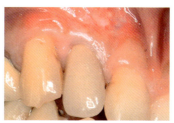

図8　術後9ヵ月経過時の歯肉の状態。周囲粘膜の厚みと角化粘膜を獲得した。

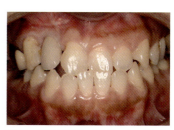

図9　同正面観。アバットメントの露出はなくなり、審美的にも改善した。

10. Implant Occlusion

 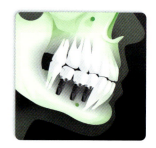

Implant Occlusion

インプラント咬合：
インプラント補綴に際し付与する顎位および咬合様式。インプラントの咬合に関しては多様な考え方が提唱されてきたが、臨床的経験に基づいたものが多い。処置後はブラキシズムやオーバーロードに注意し、問題なく機能しているかの経過観察が重要である。

今読むべきインパクトの高いベスト10論文

1 Carlsson GE. Dental occlusion: modern concepts and their application in implant prosthodontics. Odontology 2009 ; 97(1): 8 -17.
咬合論：インプラント補綴に関する最新の概念とその応用

2 Taylor TD, Wiens J, Carr A. Evidence-based considerations for removable prosthodontic and dental implant occlusion: a literature review. J Prosthet Dent 2005;94(6):555-560.
可撤性補綴装置と歯科インプラントに関する根拠に基づく考察：文献レビュー

3 Gross MD. Occlusion in implant dentistry. A review of the literature of prosthetic determinants and current concepts. Aust Dent J 2008;53 Suppl 1 :S60-68.
歯科インプラントにおける咬合：補綴の決定要素と現在のコンセプトに関するレビュー

4 Tawil G. Peri-implant bone loss caused by occlusal overload: repair of the peri-implant defect following correction of the traumatic occlusion. A case report. Int J Oral Maxillofac Implants 2008;23(1):153-157.
咬合のオーバーロードが起因したインプラント周囲骨吸収：咬合性外傷の調整後にインプラント周囲欠損の修復：ケースレポート

5 Klineberg IJ, Trulsson M, Murray GM. Occlusion on implants - is there a problem? J Oral Rehabil 2012;39(7):522-537.
インプラントの咬合－その問題点とは？

6 Akpinar I, Anil N, Parnas L. A natural tooth's stress distribution in occlusion with a dental implant. J Oral Rehabil 2000;27(6):538-545.
歯科インプラント存在下での天然歯の咬合時にかかるストレスの分散

7 Rilo B, da Silva JL, Mora MJ, Santana U. Guidelines for occlusion strategy in implant-borne prostheses. A review. Int Dent J 2008;58(3):139-145.
骨支持型インプラント補綴の咬合ストラテジーに関するガイドライン

8 Koyano K, Esaki D. Occlusion on oral implants: current clinical guidelines. J Oral Rehabil 2015;42(2):153-161.
口腔インプラントに関する咬合：現在の臨床ガイドライン

9 Yuan JC, Sukotjo C. Occlusion for implant-supported fixed dental prostheses in partially edentulous patients: a literature review and current concepts. J Periodontal Implant Sci 2013;43(2):51-57.
部分歯列欠損患者へのインプラント支持型固定性補綴装置の咬合：文献レビューと最新の概念

10 Ormianer Z, Palty A. Altered vertical dimension of occlusion: a comparative retrospective pilot study of tooth- and implant-supported restorations. Int J Oral Maxillofac Implants 2009;24(3):497-501.
垂直的咬合高径の変更：天然歯とインプラント支持型補綴装置に関する後ろ向き比較予備研究

Evidence-based considerations for removable prosthodontic and dental implant occlusion: a literature review.

可撤性補綴装置と歯科インプラントに関する根拠に基づく考察：
文献レビュー

Taylor TD, Wiens J, Carr A.

　歯科領域の論文は、咬合、咬合治療計画、哲学、そして病的な、トゥースウェアーのある、もしくは崩壊した咬合を調整する方法や回復させる方法についての議論が大半を占めている。元来、これらの議論は事実上経験則であって科学的根拠に基づくものではなかった。また、論文の実験的性質により咬合の学習がプレドクやポスドクの学生に対して極めて複雑で混乱させる要因となっている。骨結合型インプラントの紹介はさらに状況を複雑化している。歯科医師は、インプラント支持型上部構造物に天然歯列における咬合理論をそのまま適用している。この考えで成功するかもしれないが、この理論が治療プロトコールや治療結果を非常に複雑もしくは単純にするかもしれない。インプラント支持型咬合回復に関する治療プロトコールと補綴デザインを明確に述べるために有用である内容が、歯科インプラント治療に関する科学的文献に存在する。このレビューでは、いくつかの古典的な可撤性補綴に関する文献や可撤性補綴咬合や歯科インプラント咬合に関する現在の科学的文献にフォーカスをあてる。筆者は1996年より前の英語論文はできるだけ包括的に査読を行い、それ以降の文献はMEDLINEを用いて電子データベースを使用して行った。

　MEDLINEでの電子文献検索には以下に示すキーワードを用いた―動物実験、ケースシリーズ、臨床研究、コホート研究、総義歯咬合、歯科インプラント機能、歯科インプラント咬合、歯科インプラント咬合に関する研究、歯科インプラントの機能的荷重、歯科インプラント、歯科の咬合、咬合に関する研究、義歯の機能、義歯の咬合、義歯、インプラント機能、インプラントの機能荷重、インプラント咬合、咬合、そして可撤性部分床義歯の咬合―これらのさまざまな組合せを行い、内容の一致している文献を抽出した。全部で5,447編の文献が得られ、複数の検索方法を行ったため、その多くが重複していた。また、MEDLINEの文献検索リストから調べ損なう文献がないようにマニュアルによる検索も行った。

（J Prosthet Dent 2005;94(6):555-560.）

The dental literature is filled with discussions of dental occlusion, occlusal schemes, philosophies, and methods to correct and restore the diseased, worn, or damaged occlusion. Traditionally, these discussions have been empirical in nature and not based on scientific evidence. Due to the empirical nature of the literature, the study of occlusion has been extremely complex and troublesome to both pre- and post-doctoral students. The introduction of osseointegrated implants has further complicated the situation. Dentists may apply the principles of occlusion for the natural dentition directly to implant-supported and retained restorations. Although this may be successful, this rationale may result in overly complex or simplified treatment protocols and outcomes. There is an emerging body of scientific literature related to dental implant therapy that may be useful in formulating treatment protocols and prosthesis designs for implant-supported restorations. This review focuses on some of the "classic" removable prosthodontic literature and the currently available scientific literature involving removable prosthodontic occlusion and dental implant occlusion. The authors reviewed the English peer-reviewed literature prior to 1996 in as comprehensive manner as possible, and material after 1996 was reviewed electronically using MEDLINE. Electronic searches of the literature were performed in MEDLINE using key words-animal studies, case series, clinical trials, cohort studies, complete denture occlusion, dental implant function, dental implant occlusion, dental implant occlusion research, dental implant functional loading, dental implants, dental occlusion, dental occlusion research, denture function, denture occlusion, dentures, implant function, implant functional loading, implant occlusion, occlusion, and removable partial denture occlusion-in various combinations to obtain potential references for review. A total of 5447 English language titles were obtained, many of which were duplicates due to multiple searches. Manual hand searching of the MEDLINE reference list was performed to identify any articles missed in the original search.

A review of the literature of prosthetic determinants and current concepts.

歯科インプラントにおける咬合：補綴の決定要素と現在の
コンセプトに関するレビュー

Gross MD.

　今日臨床家は、咬合荷重の機能や異常機能の要求を支持するために必要となるインプラントの本数、部位、配置そして趣向に関する広範囲でさまざまなコンセプトに直面している。まず初めに臨床的な問題として、最小もしくは最大のインプラントの本数、傾斜角度、長さや必要とされる骨量や骨質に関して大部分が適切な臨床研究によって解明されていない。最適な咬合付与の計画と実行はインプラント支持型補綴装置の重要な部分である。十分な骨支持、インプラント埋入部位や本数、長さ、配置そして趣向、連結固定、審美性のある垂直的幅、静的および動的咬合付与など相互に関連付けられる因子に対する広い判断能力が必要となる。現在のコンセプトと咬合荷重とオーバーロードに関する研究は、臨床結果と生体力学研究そしてそれらの臨床的関連性を総括して議論されている。天然歯とインプラントの固有感覚性と支持している機能と異常機能荷重のメカニズムに関するこれらの比較や部分歯列欠損回復に関する現在のコンセプトについて臨床的適応症の検討が行われている。咬合性外傷と荷重疲労によるマイクロダメージ単独もしくは歯周炎やインプラント周囲炎との併発の関連性がレビューされ、隣接するインプラントや天然歯との連結や臼歯部咬合や独特なガイドを付与することに関する臨床的検討が行われている。
　天然歯列の咬合回復は、十分な臼歯部咬合と垂直的咬合高径を考慮すること、快適で審美性を考慮したガイド付与を計画し検討することに分けられた。犬歯誘導と臼歯離開咬合は、一般的に認められた治療様式となった。これらのコンセプトの大部分がインプラント支持型咬合回復に取り入れられた。しかしながら、これらの様式のインプラント支持型咬合回復への適性性に関しては、天然歯とインプラントの支持様式の違いの点からまだ多くの課題が残されている。これらの問題に対して議論していくことで、最適なエビデンスに基づいたいくつかの臨床的指針を提示することができると考えられる。

（Aust Dent J 2008;53 Suppl 1:S60-68.）

Today the clinician is faced with widely varying concepts regarding the number, location, distribution and inclination of implants required to support the functional and parafunctional demands of occlusal loading. Primary clinical dilemmas of planning for maximal or minimal numbers of implants, their axial inclination, lengths and required volume and quality of supporting bone remain largely unanswered by adequate clinical outcome research. Planning and executing optimal occlusion schemes is an integral part of implant supported restorations. In its wider sense this includes considerations of multiple inter-relating factors of ensuring adequate bone support, implant location number, length, distribution and inclination, splinting, vertical dimension aesthetics, static and dynamic occlusal schemes and more. Current concepts and research on occlusal loading and overloading are reviewed together with clinical outcome and biomechanical studies and their clinical relevance discussed. A comparison between teeth and implants regarding their proprioceptive properties and mechanisms of supporting functional and parafunctional loading is made and clinical applications made regarding current concepts in restoring the partially edentulous dentition. The relevance of occlusal traumatism and fatigue microdamage alone or in combination with periodontal or peri-implant inflammation is reviewed and applied to clinical considerations regarding splinting of adjacent implants and teeth, posterior support and eccentric guidance schemes. Occlusal restoration of the natural dentition has classically been divided into considerations of planning for sufficient posterior support, occlusal vertical dimension and eccentric guidance to provide comfort and aesthetics. Mutual protection and anterior disclusion have come to be considered as acceptable therapeutic modalities. These concepts have been transferred to the restoration of implant-supported restoration largely by default. However, in light of differences in the supporting mechanisms of implants and teeth many questions remain unanswered regarding the suitability of these modalities for implant supported restorations. These will be discussed and an attempt made to provide some current clinical axioms based where possible on the best available evidence.

Occlusion on oral implants: current clinical guidelines.
口腔インプラントに関する咬合：現在の臨床ガイドライン

Koyano K, Esaki D.

　適切なインプラントの咬合は、適切な口腔機能回復とインプラントの過重負担のような問題となる結果を予防するために不可欠である。歯科インプラントは、天然歯に比べて咬合時の荷重負担が大きい傾向にあると思われがちである。その理由は、力の吸収やそれを伝達する感触や固有受容性運動のフィードバック機構を有する機械的受容器がある歯根膜が存在しないからである。インプラント咬合に関する多くのガイドラインや理論が発表されているが、確固たるエビデンスを持ったものは存在しない。したがって、我々は現時点におけるインプラントのオーバーロードの因子に焦点をあてた臨床的考察について議論する、またインプラント治療の合併症を引き起こすことに関するインプラント咬合の影響を確かめるために文献レビューを行った。検索用語は、「歯科用インプラント」「歯科咬合」「歯科補綴」とした。2013年11月までの英論文を対象とした。ランダム化比較試験、前向きコホート研究、最低20ケースある症例研究で12ヵ月のフォローアップを行っている研究を抽出した。選択された論文に基づくと、このレビューはインプラント補綴に関連する因子（カンチレバー、クラウン－インプラント比、早期コンタクト、咬合関係、インプラント－アバットメント結合、インプラント固定、歯－インプラント結合およびインプラントの本数、直径、長さ、角度など）について調査している。700編以上のアブストラクトが検索され30編以上が選択基準を満たした。我々はインプラント咬合に関する確固たる臨床ガイドラインを確立するための十分なエビデンスを得られなかった。インプラントの理想的な咬合を議論するには、さらに良くデザインされたランダム化比較試験が将来的に必要である。

(J Oral Rehabil 2015;42(2):153-161.)

Proper implant occlusion is essential for adequate oral function and the prevention of adverse consequences, such as implant overloading. Dental implants are thought to be more prone to occlusal overloading than natural teeth because of the loss of the periodontal ligament, which provides shock absorption and periodontal mechanoreceptors, which provide tactile sensitivity and proprioceptive motion feedback. Although many guidelines and theories on implant occlusion have been proposed, few have provided strong supportive evidence. Thus, we performed a narrative literature review to ascertain the influence of implant occlusion on the occurrence of complications of implant treatment and discuss the clinical considerations focused on the overloading factors at present. The search terms were 'dental implant', 'dental implantation', 'dental occlusion' and 'dental prosthesis'. The inclusion criteria were literature published in English up to September 2013. Randomised controlled trials (RCTs), prospective cohort studies and case-control studies with at least 20 cases and 12 months follow-up interval were included. Based on the selected literature, this review explores factors related to the implant prosthesis (cantilever, crown/implant ratio, premature contact, occlusal scheme, implant-abutment connection, splinting implants and tooth-implant connection) and other considerations, such as the number, diameter, length and angulation of implants. Over 700 abstracts were reviewed, from which more than 30 manuscripts were included. We found insufficient evidence to establish firm clinical guidelines for implant occlusion. To discuss the ideal occlusion for implants, further well-designed RCTs are required in the future.

57 術後10年経過した凍結保存歯の移植症例

井山禎之(広島県勤務)

文献：Kaku M, Shimasue H, Ohtani J, Kojima S, Sumi H, Shikata H, Kojima S, Motokawa M, Abonti TR, Kawata T, Tanne K, Tanimoto K. A case of tooth autotransplantation after long-term cryopreservation using a programmed freezer with a magnetic field. Angle Orthod 2015;85(3):518-524.

症例の概要

患者は47歳、女性。7|の骨縁下にまで及ぶう蝕処置を主訴に来院した。|8は孤立歯であったため抜歯適応となったが、後の移植用にCASシステムにより凍結保存を行った。初診より1年6ヵ月、7|が保存不可能となったため、同歯を抜歯後、凍結保存済みの智歯を解凍し、移植を行った。現在、移植後10年が経過しているが、アンキローシス等の異常所見は認められず良好に機能している。

処置内容とその根拠

|8は抜歯後、凍結保存を行った。7|のう蝕処置後、経過観察を行っていたが、予後不良となり抜歯に至った。そこで、7|の抜歯と同時に凍結保存歯の移植を行った。移植後、徐々に歯周組織の改善がみられ、3ヵ月後の移植歯はほぼ生理的動揺を示し、骨再生も認められたため、補綴処置を行った。現在、移植後10年が経過しているが、臨床症状はなく、良好に機能している。

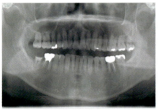
図1　初診時パノラマX線写真。7|に根尖病巣が認められる。上顎左側智歯は孤立歯で挺出しているが健全歯である。

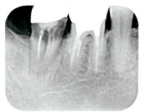
図2　7|のデンタルX線写真。骨縁下に及ぶう蝕と根尖病巣が認められる。

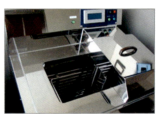
図3　プログラムフリーザー(CAS)。

図4　CASシステムによる食品の凍結保存。

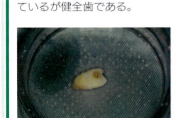
図5　解凍後の凍結保存智歯。流水下にて解凍後、歯牙保存液に保存する。

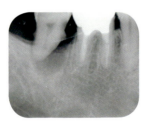
図6　移植直後のデンタルX線写真。移植歯の近心に大きな骨欠損を認める。

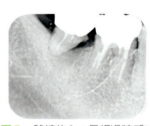
図7　移植後1ヵ月経過時デンタルX線写真。近心の骨再生が認められるが、歯頚部の骨はまだ再生されていない。

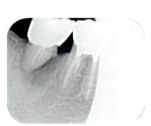
図8　移植後3ヵ月経過時デンタルX線写真。近心の骨はほぼ再生されている。

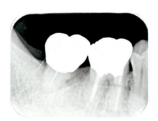
図9　移植後6ヵ月経過時デンタルX線写真。

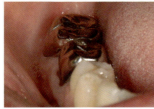
図10　最終補綴装置装着時。

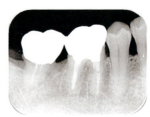
図11　移植後10年経過時デンタルX線写真。歯根吸収は認められない。

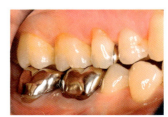
図12　同口腔内写真。歯肉の退縮はみられるが、良好に機能している。

1. Membrane
2. Digital Dentistry
3. Orthodontic Implant
4. Maxillary Sinus Floor Elevation
5. Implant Overdenture
6. Implant Esthetic
7. Immediate Implant Placement
8. Implant Soft Tissue Management
9. Management of Complications in Implant Dentistry
10. **Implant Occlusion**

多数歯欠損をインプラントで咬合回復した症例 58

岩本麻也(静岡県開業)

文献：Feine JS et al. The McGill consensus statement on overdentures. Mandibular two-implant overdentures as first choice standard of care for edentulous patients. Montreal, Quebec, May 24-25, 2002. Int J Oral Maxillofac Implants 2002;17(4):601-602.

症例の概要

初診は2015年10月。64歳、女性。全身的特記事項なし。下顎臼歯部の局部床義歯による発音および咀嚼障害を主訴に来院。非喫煙者。咬合平面の不良による審美障害あり。上顎前歯部の局部床義歯による発音障害、違和感あり。下顎前歯部は重度根尖性歯周炎および不良補綴装置を認めた。上顎前歯部は固定性ブリッジ、下顎は 3| を抜歯し、マグネットを利用したインプラントオーバーデンチャー（以下、IOD）とすることとした。

処置内容とその根拠

上顎は 2|235 にインプラント埋入および骨幅不足のため骨造成を併用した。3| は重度根尖性歯周炎のため抜歯した。その後、6|4 マグネットを用いたIODのためインプラント埋入、さらに免荷期間を経てプロビジョナルレストレーションにて咬合および審美の確認を行い、上顎は固定性ブリッジ、下顎はマグネットを用いたIOD、|34 は補綴治療を行った。患者は審美性も機能性も十分満足され、良好に経過している。現在メインテナンスにて経過観察を行っている。

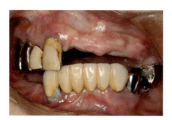
図1 初診時正面観。上顎前歯部、下顎臼歯部欠損。

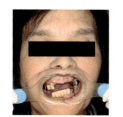
図2 初診時の顔貌写真。咬合平面がずれているのが認められる。

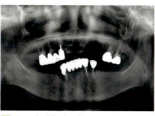
図3 初診時パノラマX線写真。3| の遠心に根尖に及ぶ垂直性骨吸収を認めた。

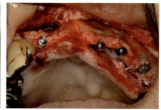
図4 上顎前歯部のインプラント埋入時の写真。骨幅が細いことが認められる。

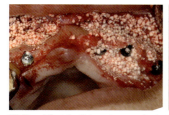
図5 デコルチケーションおよびメンブレンを用いない骨造成（アローボーン、ボーンタイト）を行った。

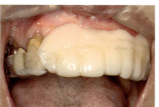
図6 外圧の遮断のため、マウスピースタイプのプロビジョナルレストレーションを免荷期間中装着した。

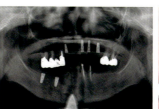
図7 術後のパノラマX線写真。(2|235、6|4インプラント埋入)

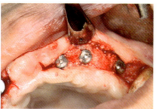
図8 上顎二次手術時の口腔内写真。術前より骨様組織により骨幅を獲得できているのを認めた。

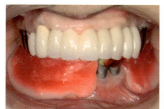
図9 上顎前部にはセラミックスブリッジを装着。下顎の印象採得後に義歯の製作を開始した。

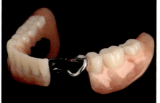
図10 下顎の局部床義歯。義歯装着後に患者と相談して頬側のクラスプを除去した。

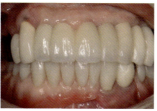
図11 最終補綴装置装着後1年経過時正面観。審美性も機能性も患者の満足を得られた。

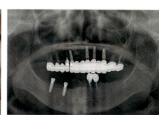
図12 同パノラマX線写真。

10. Implant Occlusion

59 インプラントを用いて咬合を回復した症例

上原久晴(京都府開業)

文献：Shapoff CA, Lahey B, Wasserlauf PA, Kim DM. Radiographic analysis of crestal bone levels around Laser-Lok collar dental implants. Int J Periodontics Restorative Dent 2010;30(2):129-137.

症例の概要

初診は2014年4月。55歳、女性。|5 の脱離を主訴に来院。歯根破折にて保存不可能であった。当初この部位のみの処置を希望していたため、固定性ブリッジを選択されたので製作した。その後全顎的な治療を希望し、骨縁下まで欠損の及ぶ|6 のインプラント治療を行った。

処置内容とその根拠

|5 は先天性欠如歯であり、大臼歯は近心傾斜、下顎正中の左側偏位を認め、欠損部に BioHorizons 社の Taperd Internal φ4.6×10.5mm 埋入。約5ヵ月後、二次手術を行い、プロビジョナルレストレーションにて経過良好のため、上部構造を装着した。上部構造装着後メインテナンスに移行を説明したところ、最初に製作した左上のブリッジの新製を希望した。治療前もしくは治療中に、患者と綿密な相談ができていればもっと円滑に治療できたと思う。欠損部の近遠心的幅径は少し広くなったが、全顎的な補綴治療で咬合支持と臼歯部離開は付与できたため、定期的なメインテナンスによって安定した状態を維持したい。

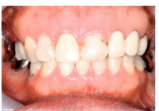
図1　初診時正面観。不適合補綴装置多数。

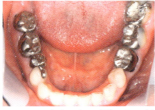
図2　同咬合面観。|5 の先天性欠損を認める。

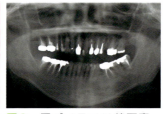
図3　同パノラマX線写真。|5 脱離にて来院。

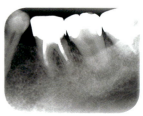
図4　|6 遠心マージン部に透過像を認め、クラウン除去すると遠心根の破折を認めた。

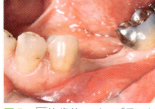
図5　|6 抜歯後、インプラント埋入前。|7 の近心傾斜を認める。

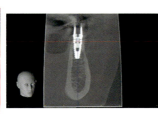
図6　プロビジョナルレストレーション時CT画像。

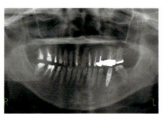
図7　同パノラマX線写真。術前より2mm程度挙上している。

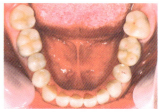
図8　同咬合面観。

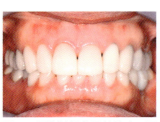
図9　最終補綴装置装着時正面観。

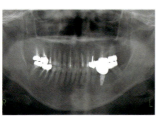
図10　同パノラマX線写真。

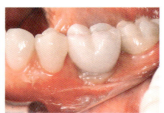
図11　|5 6 相当部に1本のインプラントのため、近遠心径が大きくなっている。

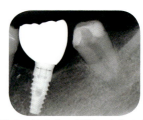
図12　前方歯の傾斜に合わせた埋入を行った。

1. Membrane
2. Digital Dentistry
3. Orthodontic Implant
4. Maxillary Sinus Floor Elevation
5. Implant Overdenture
6. Implant Esthetic
7. Immediate Implant Placement
8. Implant Soft Tissue Management
9. Management of Complications in Implant Dentistry
10. **Implant Occlusion**

60 下顎多数歯欠損にインプラントを応用し咬合再構築を行った症例

小野喜徳(長野県開業)

文献：Roos-Jansåker AM, Lindahl C, Renvert H, Renvert S. Nine- to fourteen-year follow-up of implant treatment. Part II: presence of peri-implant lesions. J Clin Periodontol 2006;33(4):290-295.

症例の概要

　患者は44歳、女性。咀嚼障害、審美障害を主訴にインプラント治療を希望し来院。術前の内科での血液検査で境界型糖尿病と診断された。右下3歯欠損部には3本のインプラントを、左下4歯欠損部には4本のインプラントと、欠損歯数と同じ本数を埋入した。左右側ともに最終補綴装置は将来リカバリーしやすいようにスクリュー固定式とした。補綴装置装着から3年4ヵ月が経過したが、HbA1c値に変化はなく、インプラント周囲炎等の炎症所見は認められない。

処置内容とその根拠

　HbA1cが6.4の境界型糖尿病（糖尿病予備軍）と診断された患者が10年後に糖尿病へ移行する確率は20〜60％と高い割合で、また、心筋梗塞、脳梗塞を起こす頻度は正常者の3倍以上との報告がある。インプラント治療を行う上で、長期にわたり口腔内で機能すること、そして、インプラント周囲炎により撤去が必要となったとしても、固定式でリカバリーできるよう、術前にインプラントの埋入本数や位置、補綴装置の設計を行うことは重要となる。

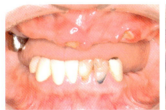
図1　初診時正面観。7|にクラスプをかけた部分床義歯が装着されていた。

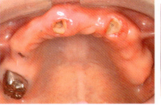
図2　5 1|3の歯根長は短く、また歯根破折も認められた。

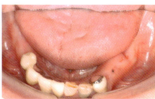
図3　以前に義歯を製作するも異物感が強いため装着せずに放置。咬合崩壊が認められた。

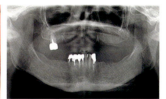
図4　術前パノラマX線写真。7 6 5|4 5 6 7欠損が認められる。

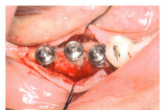
図5　右下3歯欠損部に3本のインプラントを埋入。3本とも良好な初期固定が得られた。

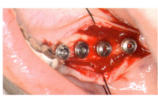
図6　左下4歯欠損部に欠損歯数と同じ4本を埋入。この時良好な初期固定を確認した。

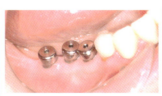
図7　インプラント埋入後3ヵ月経過時。十分な高さと幅の角化粘膜の存在を認める。

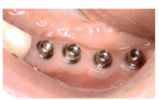
図8　左下欠損部クワトロアバットメント装着。周囲に十分な高さと幅の角化粘膜を認める。

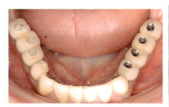
図9　最終補綴装置は将来のリカバリーを考慮し、スクリュー固定式を選択した。

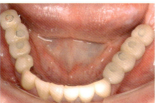
図10　最終補綴装置装着時。臼歯部での咬合支持が獲得され咀嚼障害は改善された。

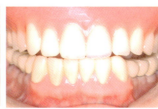
図11　上顎は部分床義歯を装着し、審美障害を改善。

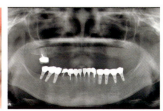
図12　3年4ヵ月経過時。インプラント周囲には骨吸収像は認められない。

61 咬合再構成の難症例とは？

甲斐智之（兵庫県・大阪府開業）

Bhatnagar VM, Karani JT, Khanna A, Badwaik P, Pai A. Osseoperception: An Implant Mediated Sensory Motor Control- A Review. J Clin Diagn Res 2015;9(9):ZE18-20.

症例の概要

歯根膜、顎関節、筋、粘膜、骨膜に存在するメカノレセプターからの求心情報を正確に神経筋機構が作動することで咀嚼運動が可能になる。歯を喪失した上下フルデンチャーのチューイングは有歯顎健常者と比べて逸脱したものであるが、インプラントを介在すると健常者に近似することが分かっている。

今回、適正下顎位における最終補綴装着3年後、天然歯歯周組織の破壊が生じた症例を通して咬合再構成の術式を再考する。

処置内容とその根拠

患者は78歳、女性。下顎総義歯の不調和を主訴に来院。上顎には不適合と思われる補綴装置が装着されていた。上顎は前歯領域にインプラント補綴、左右臼歯は天然歯による補綴修復を行った。しかし、最終補綴装着から3年後、3|の破折が起こり再治療を行った。顎運動記録により、下顎の右側への偏位が認められたため、右上臼歯にインプラントの追加埋入を行い、プロビジョナルレストレーションで右側偏位を改善した後に最終補綴装置を装着した。

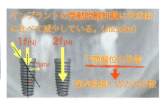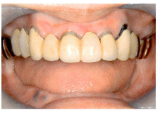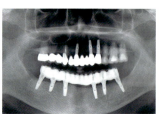

図1 歯を喪失すると歯根膜レセプターが消失するが、オッセオパーセプションの概念では、粘膜、骨膜、骨内の残存ニューロンを通して、正常な顎運動を行うことができる。

図2 しかし、荷重の大きさを認識する能力は低く、側方力軽減に注意する必要がある。

図3 保存可能な歯に対して歯周の改善を行い、インプラント治療を計画した。

図4 それに対して、粘膜の厚み等のコントロールを行い、補綴装置を装着した。

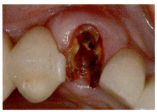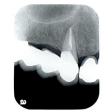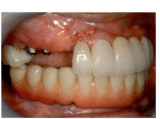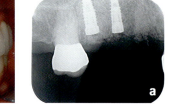

図5、6 ところが、3年後に3|が破折し、抜歯に至った。

図7、8 それに対して、インプラント補綴修復を行い、PVR装着時に顎運動診査を行った。

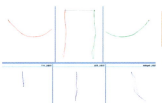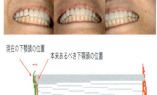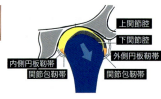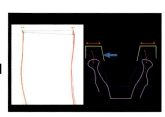

図9 開口時直後にわずかに左側に偏位する顎関節運動に注目して頂きたい。

図10 開口時には本来、下顎骨はストレートに移動するが、左右の偏位が認められる。

図11 咬合支持を失い、下顎頭に過剰な力が円板の変形を起こし、顎運動が変化する。

図12 このわずかな偏位が、3|を喪失させた原因の1つと考えて調整を行った。

左下臼歯部にインプラント埋入を行った症例

北山　徹（東京都開業）

62

文献：Widmann G, Bale RJ. Accuracy in computer-aided implant surgery--a review. Int J Oral Maxillofac Implants 2006;21(2):305-313.

症例の概要

初診は2016年6月。主訴は左下に歯を入れたいとのこと。|6 7欠損に対しインプラントで咬合回復を試みた。

処置内容とその根拠

前歯部のフレアアウトがみられ、右側臼歯部咬合状態を考慮すると早急に左側の咬合回復が必要と判断し、インプラント治療を行うこととした。SmartFusion™を使用し、CTデータとワックスアップを行った模型の軟組織を含むデータを融合させ、治療計画の立案を行い、サージカルテンプレートを用いて、松風バイオフィックス社のインプラント（φ4.0×9.0mm）を|6 7に埋入した。

免荷期間をおいてから二次手術を行い、ヒーリングアバットメントを装着、軟組織の成熟後、オープントレイ法にて、印象採得、上部構造の装着を行った。インプラント間距離は計測により、シミュレーション時とほぼ同じであった。現在、上部構造を装着してからまだ間もないが、炎症所見は認められず良好に経過している。機能的にも審美的にも高い満足を患者から得ている。

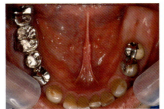

図1　|6 7に欠損が認められる。3|3の遠心に歯牙離開を認める。

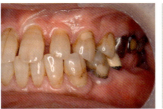

図2　クリアランスは十分にあるがフレアアウトがみられる。

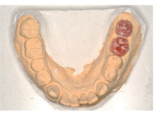

図3、4　ワックスアップを行い、SmartFusion™を使用し、CTデータと模型の軟組織のデータを融合させ、治療計画を立案した。松風バイオフィックス（φ4.0×9.0mm）を埋入予定とした。

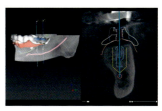

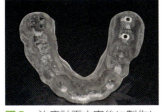

図5　治療計画立案後に製作したサージカルテンプレート。

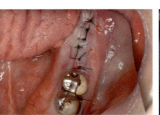

図6　一次手術終了時。サージカルテンプレートを用いて松風バイオフィックス社のインプラント（φ4.0×9.0mm）を埋入した。

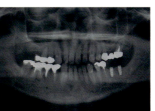

図7　埋入時のパノラマX線写真。サージカルテンプレートの使用により治療計画どおりの位置に埋入できた。

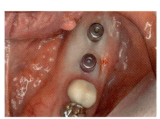

図8　二次手術終了時。ヒーリングアバットメントの装着。

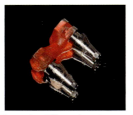

図9　インプレッションコーピングをパターンレジンにて固定して、オープントレー法にて印象採得を行った。

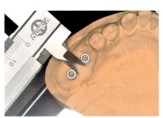

図10　インプラントの距離のズレはシミュレーション時と比べほぼないことを確認。

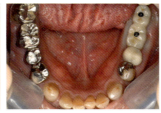

図11　最終上部構造装着時下顎咬合面観。補綴装置はメインテナンスを考慮してスクリューリテインを選択した。

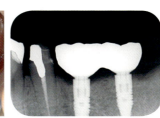

図12　同デンタルX線写真。適合に問題なく装着できた。

63 下顎左側臼歯部中間欠損にインプラント治療を行った症例

須賀友哉(東京都勤務)

文献：Berglundh T, Lindhe J. Healing around implants placed in bone defects treated with Bio-Oss. An experimental study in the dog. Clin Oral Implants Res 1997;8(2):117-124.

症例の概要

初診は2014年9月。42歳、男性。主訴は左下の奥歯が腫れてきたとのこと。6の近心根が破折しており、デンタルX線写真より近心の破折根周囲に透過像がみられた。また5は先天欠如しており、抜歯後は1.5歯分程度のスペースがあった。

患者は最終的にインプラント治療を希望されたため、抜歯後に骨造成を行ってから、インプラント治療を行い、良好な結果を得た。

処置内容とその根拠

まず通法どおりに抜歯を行い、骨吸収の形態を把握する。抜歯7日後に一次閉創した歯肉に再び切開を加え、非吸収性骨再生用材料を遠心舌側根部、遠心頬側部、そして骨吸収の大きい近心頬舌根部の抜歯窩に填入し、減張切開を加えてバリアメンブレンを用いずに創を閉鎖した。

6ヵ月ほど経過観察を行い、良好な骨幅を維持した状態でインプラント埋入手術を行い、経過良好となった。

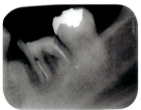
図1　初診時デンタルX線写真。近心根周囲の透過像と遠心2根が確認できる。

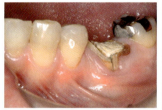
図2　抜歯前口腔内写真。近心根の破折線がみられる。

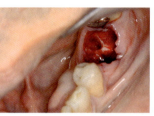
図3　抜歯直後口腔内写真。このときよく抜歯窩の骨形態を把握しておく。

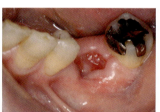
図4　抜歯7日後の口腔内写真。一次閉創が確認できる。

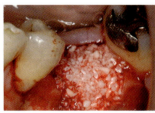
図5　人工骨填入直後の口腔内写真。理想の骨形態を模倣する。

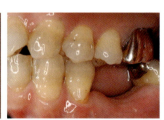
図6　インプラント埋入手術直前口腔内写真。良好な骨形態を維持できている。

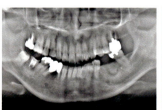
図7　インプラント埋入手術直前パノラマX線写真。骨造成部が確認できる。

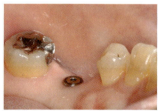
図8　インプラントの強度を重視し1回法を選択した。

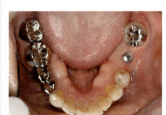
図9　インプラント埋入手術後口腔内写真。1.5歯分のスペースが確認できる。

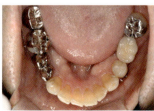
図10　上部構造物セット直後の口腔内写真。少し大きめの歯冠にて補綴を行った。

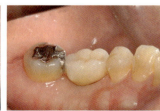
図11　術後1年6ヵ月経過時口腔内写真。患者は審美的にも機能的にも満足している。

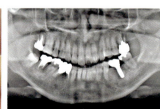
図12　術後2年経過時パノラマX線写真。経過良好と判断した。

下顎小臼歯欠損に対してインプラントを埋入した症例 64

杉浦健純（千葉県開業）

文献：Serino G, Ström C. Peri-implantitis in partially edentulous patients: association with inadequate plaque control. Clin Oral Implants Res 2009 ;20(2):169-174.

症例の概要

患者は61歳、女性。口腔内の検診希望で来院した。口腔内診査、歯周組織検査を行ったところ、⑥5④ブリッジに二次う蝕を認めた。歯周組織に大きな問題は認められず、全身状態にも特記すべき事項はなかった。

患者はう蝕処置にあたり、審美性が高く、可及的に歯を切削しない治療法を強く希望した。そこで6 4のセラミック修復および5のインプラント補綴について患者に説明し、同意を得た。

処置内容とその根拠

5にStraumann®ボーンレベルインプラント（φ4.1×10mm）を埋入した。3ヵ月間の免荷期間の後、歯周組織の安定を待ち、4 6にセラミックインレー（e-max）を、5にジルコニアクラウンを装着した。

現在、最終補綴装置装着後2年経過しており、良好な予後を得ている。本症例ではインプラントを応用することで、低侵襲かつ審美性の高い治療により患者の高い満足を得ることができた。

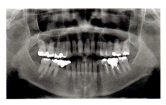
図1 初診時パノラマX線写真。歯周組織に大きな問題は認められない。

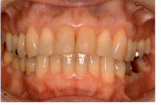
図2 同正面観。

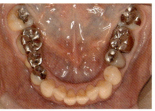
図3 同下顎咬合面観。右下ブリッジに二次う蝕を認めた。

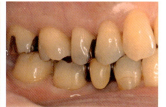
図4 同右側頰側面観。咬合関係に大きな問題は認められない。

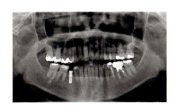
図5 埋入後パノラマX線写真。適切な位置へ埋入されている。

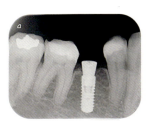
図6 埋入直後デンタルX線写真。

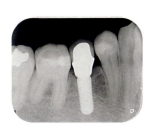
図7 上部構造装着時デンタルX線写真。

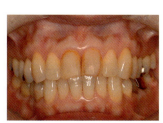
図8 最終補綴装置装着後2年経過リコール時正面観。

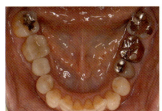
図9 同下顎咬合面観。

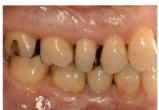
図10 同右側頰側面観。

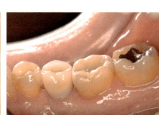
図11 同右側舌側面観。

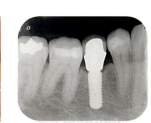
図12 同デンタルX線写真。インプラント周囲組織に問題は認められない。

65 上顎側切歯部の狭小な顎堤にインプラント治療を行った症例

鈴木郁夫（神奈川県開業）

文献：Ghassemian M, Nowzari H, Lajolo C, Verdugo F, Pirronti T, D'Addona A. The thickness of facial alveolar bone overlying healthy maxillary anterior teeth. J Periodontol 2012;83(2):187-197.

症例の概要

初診は2006年5月。53歳、男性。主訴は、右上前歯の差し歯が取れて抜歯になり、欠損しているところに他の歯を削らずに歯を入れたいとのこと。2|の欠損期間が2年間経過したことで、歯槽骨の頬舌的な狭小化を認めた。患者本人には前処置として骨造成や隣接歯の矯正治療を提案したが、同意を得ることができなかったため今回の治療方法を実施することになった。

処置内容とその根拠

顎堤の頬舌的狭小化に対応して、松風バイオフィックス社のナローサイズのインプラント（φ3.0×13.0mm）を埋入した。歯間部軟組織の温存について考慮しながら、唇側の骨幅を2mm確保できるポジションに骨形成し、良好な初期固定で埋入することができた。口蓋側に2～3mmのスレッドの露出を認めたが、唇側は露出していない。およそ3ヵ月後にヒーリングアバットメントを装着した後に最終上部構造を装着した。

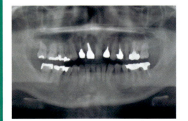

図1　初診時パノラマX線写真。

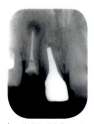

図2　2|は歯根破折により2016年2月に抜歯した。

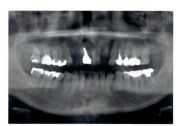

図3　2|を抜歯後、約2年が経過後に来院時のパノラマX線写真。1|の歯根は2|方向への傾斜も認める。

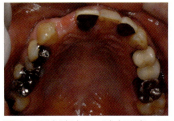

図4　再来院時の口腔内写真。唇側歯肉の陥凹を認める。

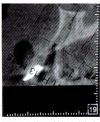

図5　顎堤の頬舌的な狭小化を認めるが、垂直的には吸収量が少なかった。

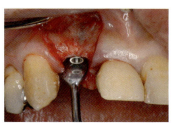

図6　埋入深度は唇側の骨頂に合わせて埋入しているが、舌側はスレッドが2mm露出している。

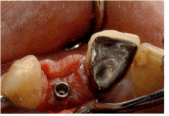

図7　唇舌的埋入ポジションは、インプラント辺縁から唇側に約2mmの骨幅が残っている。

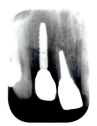

図8　近遠心的埋入ポジションは隣接歯との間に2.5mmの距離を確保した。

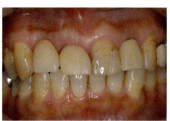

図9　歯頸ラインは現在のところ反対同名歯に近いレベルである。

学会認定研修施設におけるインプラント専門歯科衛生士取得へのプログラムと新たな試み

鈴木佐栄子（神奈川県開業）

66

文献：Knowles MS. The Modern Practice of Adult Education: From Pedagogy to Andragogy. Cambridge：Cambridge Book 1980.

症例の概要

　日本口腔インプラント学会認定研修施設の役割として、インプラント専門歯科衛生士の認定資格取得を支援している。学会の治療指針に基づき基礎知識と技術の習得を目的に、2012年からインプラントハイジニストベーシックコースを開講している。さらに2015年よりアドバンスコースを開講している。受講生のアンケートや学会の認定の有無による業務内容の分類に合わせ、アンケート調査を行い、臨床現場の状況を報告する。

処置内容とその根拠

　ベーシックコースは受講による受動的学習に対して、アドバンスコースでは講義と筆記試験と実技試験が加わり緊張感のあるコースとなっている。それぞれコース後のアンケート調査では、ベーシックコースでは知識を得た、自信がついたなど気持ちの高揚が現れていた。アドバンスコースでは筆記試験により知識不足を感じ、さらなる学びが必要と感じたなどの感想が多く、大きな差があった。成人の学びは課題や問題点に基づき導かれる事を示している。

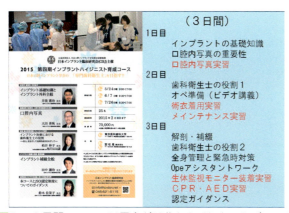

図1　3日間コースでは昼食が30分とタイトなスケジュールであるが、充実していたとの感想が多かった。

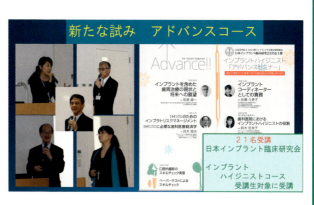

図2　アドバンスコースでは知識や経験をインプラントコーディネーターとして活かすなどの内容。

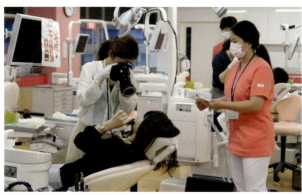

図3　アドバンスコースには認定取得に向けての筆記試験と、口腔内写真撮影のテストを加えた。

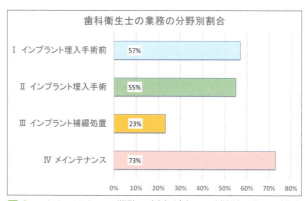

図4　メインテナンス業務の割合が多く、補綴処置での補助業務に関わりが少ない。

67 咬合高径の低下をともなう臼歯部欠損症例

武田聡史（香川県開業）

文献：Linkevicius T, Puisys A, Vindasiute E, Linkeviciene L, Apse P. Does residual cement around implant-supported restorations cause peri-implant disease? A retrospective case analysis. Clin Oral Implants Res 2013;24(11):1179-1184.

症例の概要

患者は69歳、女性。咀嚼機能障害のため来院。7 4|3 4支台の磁性アタッチメント義歯が装着されていた。シェーグレン症候群による唾液分泌障害のため、残存歯はすべて根管治療が施されていた。う蝕のリスクは残るものの、ペリオの問題はなかった。人工歯の破折修理を繰り返しており、咬合高径の低下が伺われた。審美回復と咬頭嵌合位の安定を治療目標とし、インプラントを用いた咬合再構成を計画した。

処置内容とその根拠

口腔乾燥症状改善薬（サラジェン®）を1日1錠から3錠に増やし、唾液腺マッサージで唾液の分泌障害が緩和された。う蝕由来の欠損のため、骨量があり、犬歯間関係もⅠ級で、左上以外は中間歯欠損であった。これらより、補綴の予知性は高いと判断し、欠損1歯につき1本のインプラントを埋入した。咬合挙上したプロビジョナルレストレーションによる再評価の後、最終補綴装置に移行した。プロテクションスプリントとフッ素トレーで患者固有のリスク回避を図っている。

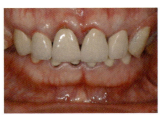
図1 中切歯の発赤はマージン不適に加え、咬合高径低下による副産物と思われる。

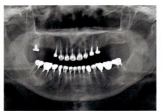
図2 唾液分泌減少によるう蝕のため、すべての残存歯に根管治療が施されていた。

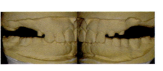
図3 補綴スペースが不足しており、咬合高径の低下が疑われた。

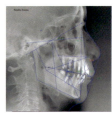
図4 咬合挙上を生体は許容したが、LFHにて再評価した。48°であった。

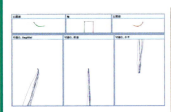
図5 アルクスディグマⅡのMotion Analysisにより、咀嚼終末位の収束を確認した。

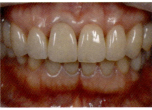
図6 炎症所見はない。ある程度の審美性は回復できた。

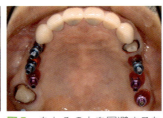
図7 たわみの力を回避するため、欠損1歯につき1本のインプラントを埋入した。

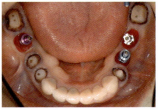
図8 精密な印象を心がけることと、補綴装置の適合と清掃性に注意した。

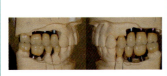
図9 咬合挙上により、補綴スペースが確保できた。

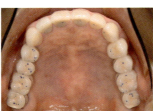
図10 スクリューリテインが理想だが、ペリオのリスクが少ないのでセメント固定とした。

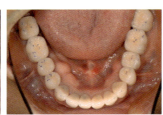
図11 残留セメントに注意して、咬頭嵌合位が安定するような咬合接触点を与えた。

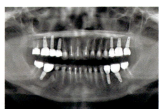
図12 万が一のトラブルに対応しやすいよう、すべて単冠で修復した。

下顎左側遊離端欠損にインプラント治療を行った症例

谷 健太（香川県開業）

68

文献：Lang NP, Pjetursson BE, Tan K, Brägger U, Egger M, Zwahlen M. A systematic review of the survival and complication rates of fixed partial dentures (FPDs) after an observation period of at least 5 years. II. Combined tooth--implant-supported FPDs. Clin Oral Implants Res 2004;15(6):643-653.

症例の概要

患者は56歳、男性。全身的既往歴なし。6 7欠損。以前義歯を使用していたが、違和感が強く使用していないとのこと。全顎的にペリオの問題は見られなかった。5 6 7の挺出が認められたため、歯冠修復にて咬合平面を修正したのちに、6 7インプラント治療を行った。

処置内容とその根拠

インプラント埋入の際には、頬側の角化歯肉が少なかったため、舌側寄りに切開を加え、部分層弁にて舌側の角化歯肉を頬側にしつけた。約3ヵ月後、残留セメントの影響を考慮し、スクリューリテインにて最終補綴を行った。陶材のチッピングをなるべく防ぐため、遠心はメタル（CoCr）にて補強するようなデザインとした。

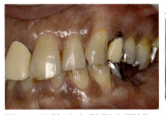
図1 初診時左側側方面観。6 7欠損部を放置していたために、5 6 7の挺出がみられる。

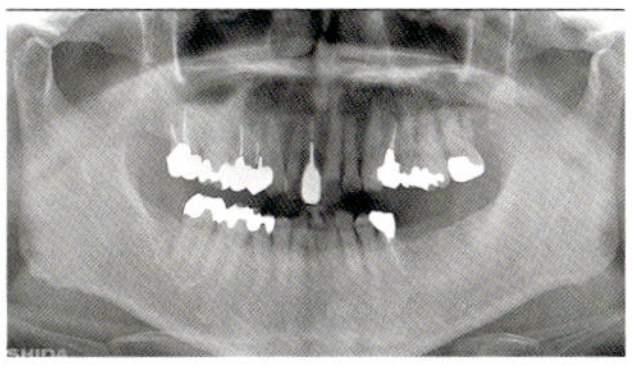

図2 同パノラマX線写真。6 7は挺出しているので抜髄が必要であった。

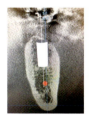
図3 インプラント埋入前の6 CT画像。十分な骨幅、高さがある。

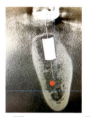
図4 同7 CT画像。6と同様に十分な骨幅、高さがある。

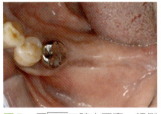
図5 同6 7口腔内写真。頬側の角化歯肉の量がやや不足している。

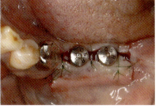
図6 インプラント埋入後の口腔内写真。舌側の角化歯肉を部分層弁に頬側に移動させた。

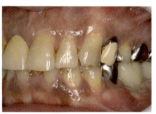
図7 埋入後約3ヵ月経過時左側側方面観。インテグレーション後、暫間補綴装置を装着。

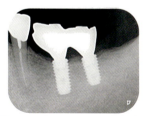
図8 メタルフレーム試適時のデンタルX線写真。適合は良好である。

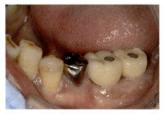
図9 最終補綴装置装着時口腔内写真。頬側に十分な角化歯肉を認める。

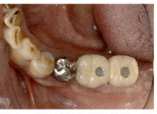
図10 最終補綴装置装着時口腔内写真。アバットメントにフレームであるコバルトクロムを鋳接してあり、完全にセメントフリーである。

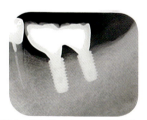
図11 同デンタルX線写真。周囲骨、補綴の適合に問題は見られない。

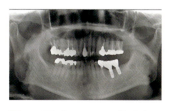
図12 同パノラマX線写真。咬合平面の是正が達成できた。

69 インプラントを用いて咬合再構成を行った症例

田原秀起(兵庫県開業)

文献：Widmann G, Bale RJ. Accuracy in computer-aided implant surgery--a review. Int J Oral Maxillofac Implants 2006;21(2):305-313.

症例の概要

本症例はブリッジの支台歯が破折したことにより、全顎的に診査、診断を行い、治療計画を基にインプラント処置を含めた咬合再構成を行っている。治療経過中ではあるが、ここに報告させていただく。

処置内容とその根拠

基礎資料の収集により、高いう蝕リスク・不適合修復物・下顎位の不一致・臼歯部咬合平面の不整などの問題点を抽出し、治療計画を基に初期治療から開始した。CR-COの顎位の不一致は、咬合器上の診査で咬合調整と臼歯部の補綴処置で解決できることを確認した。

サージカルガイドを使用し|5 6にインプラントを埋入した。免荷期間中に咬合調整、プロビジョナルレストレーションを装着し、現在咬合調整を行い、顎位の安定を図っている。

今後、再評価で顎位の一致、アンテリアガイダンスの確立、スムーズな顎運動、安定した歯周組織を確認でき次第、最終補綴装置装着に移行する予定である。

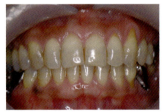
図1 初診時正面観。

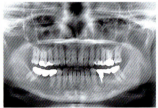
図2 同パノラマX線写真。主訴は左下の咬合痛。

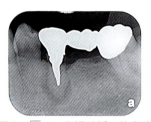
図3 |5は、歯根破折で抜歯適応と診断。

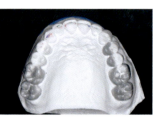
図4 診断用ワックスアップ（上顎）。フェイスボウトランスファー後、中心位にてマウント。

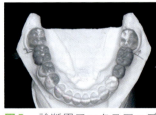
図5 診断用ワックスアップ（下顎）。

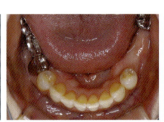
図6 |5 6インプラント埋入直前口腔内写真。

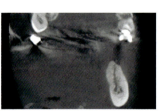
図7 |5遠心に下顎管の分枝を認めた。

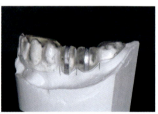
図8 下顎管分枝を考慮したサージカルテンプレート。

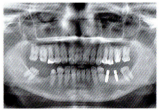
図9 プロビジョナルレストレーション装着時パノラマX線写真。

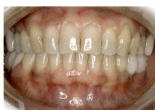
図10 同正面観。

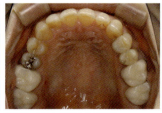
図11 同上顎咬合面観。

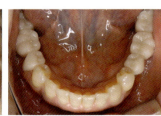
図12 同下顎咬合面観。

1. Membrane
2. Digital Dentistry
3. Orthodontic Implant
4. Maxillary Sinus Floor Elevation
5. Implant Overdenture
6. Implant Esthetic
7. Immediate Implant Placement
8. Implant Soft Tissue Management
9. Management of Complications in Implant Dentistry
10. **Implant Occlusion**

すれ違い咬合一歩手前の症例に対するインプラント治療後8年経過した症例

冨山雅史（東京都開業） 70

文献：Berglundh T, Persson L, Klinge B. A systematic review of the incidence of biological and technical complications in implant dentistry reported in prospective longitudinal studies of at least 5 years. J Clin Periodontol 2002;29 Suppl 3:197-212; discussion 232-233.

症例の概要

初診は2008年6月。69歳、男性。主訴はインプラント治療希望で来院。前歯部および左側第1小臼歯の咬合接触しかない。中等度の歯周病。プラークコントロールは不良である。保存不可能な歯を抜歯し、インプラント治療（Brånemark Systemインプラント）を含めた補綴治療と歯周病治療を行うこととした。

2008年6月（初診時）

					1	1	2	3	4	5	
7		4	3	2	1	1	2	3	4		8

2017年5月

								3	4	5	
7		4	3	2	1	1	2	3			8

処置内容とその根拠

2008年11月 5 6 7|、2009年2月 6 5 4 3 2|上部構造装着。その後、メインテナンスを開始したが、2012年には、|4、2015年には1|2を抜歯し、それぞれインプラント治療を行っている。また、2017年現在、|4 |4 5の骨吸収が進んでいる。

本症例のように、インプラント治療による臼歯部の咬合回復後、咬合性外傷によると思われる対合歯の骨吸収が生じる場合があることから今後も経過観察する。

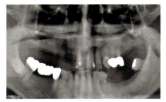
図1　初診時パノラマX線写真。

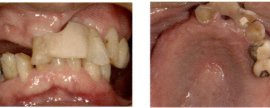
図2　同正面観。　図3　同上顎咬合面観。

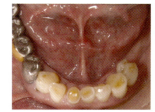
図4　同下顎咬合面観。

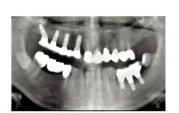
図5　上部構造装着時パノラマX線写真（2009年2月）。

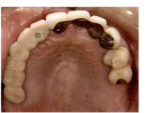
図6　同上顎咬合面観。

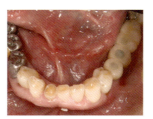
図7　同下顎咬合面観。

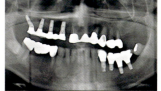
図8　パノラマX線写真（2015年2月）。①1②ブリッジ動揺、1|2骨吸収著しい。

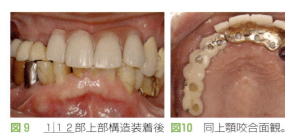
図9　1|2部上部構造装着後正面観（2016年2月）。

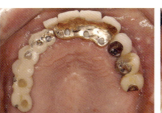
図10　同上顎咬合面観。

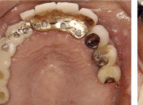
図11　同下顎咬合面観。

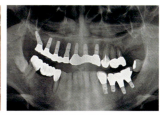
図12　2017年5月パノラマX線写真。|4 |4 5の骨吸収が進んでいる。

71 矯正治療後にインプラントを行った症例

中川威彦（東京都開業）

文献：Ashman A. Ridge preservation: important buzzwords in dentistry. Gen Dent 2000;48(3):304-312.

症例の概要

欠損補綴を行う場合、1歯欠損とはいえ、全顎的に計画することは安定した予後を得るうえでも重要である。

今回、長期間残根状態だったため、歯列不正を起こし、それを改善したケースを報告する。患者は47歳、女性。MTM（小矯正）を行い歯列を改善したうえで、インプラント治療を行った。歯列を改善したことにより、清掃性も向上し、咬合の安定も得られたと思われる。

処置内容とその根拠

6抜歯後、MTMを行った。5を歯列内に移動させてから、54の捻転を修正し、同時に7のアップライトも行った。その後、6にインプラントを埋入。骨幅、近遠心径が少なく小臼歯形態とした。埋入後2ヵ月でプロビジョナルレストレーションを装着し、その後、最終補綴を行った。上部装着後の頬側歯肉形態はやや陥没した。抜歯後にソケットプリザベーションを行っていれば、歯肉形態をもう少し改善できたと思われる。

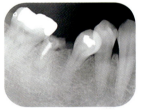
図1 初診時デンタルX線写真。6破折脱離が、主訴。

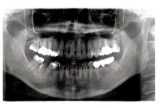
図2 同パノラマX線写真。遠心根のみで補綴をしていた。保存不可能で抜歯した。

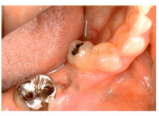
図3 抜歯後の咬合面観。歯列不正で、欠損部隣接歯に歯列不正を認める。

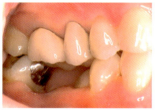
図4 同右側側方面観。MTMを行い、インプラントにて欠損補綴を行うこととした。

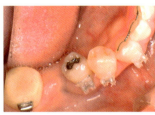
図5 MTM開始後6ヵ月経過時。5が、歯列内に入ったところで6インプラント埋入の計画を立てた。

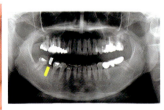
図6 パノラマX線写真による術前診査。ステントを装着して撮影。

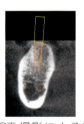
図7 CT撮影による術前診査。埋入位置は最終的な歯牙移動の位置を考慮して決定した。

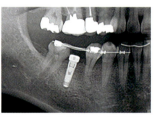
図8 インプラント埋入時。テーパードスクリューベントφ3.7×11.5mm使用。

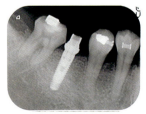
図9 埋入後2ヵ月経過時。プロビジョナルレストレーションを利用し歯列の微調整を行う。

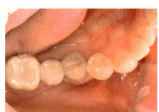
図10 プロビジョナルレストレーション装着3ヵ月後に最終補綴装置を装着した。

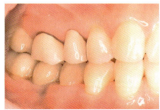
図11 最終補綴装置装着後右側側方面観。骨幅、近遠心径ともに小さく、小臼歯形態で補綴した。

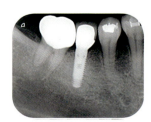
図12 上部構造装着時デンタルX線写真。メインテナンスは、3～4ヵ月ごとに継続している。

1. Membrane
2. Digital Dentistry
3. Orthodontic Implant
4. Maxillary Sinus Floor Elevation
5. Implant Overdenture
6. Implant Esthetic
7. Immediate Implant Placement
8. Implant Soft Tissue Management
9. Management of Complications in Implant Dentistry
10. **Implant Occlusion**

ISUS（現：ATLANTIS™ スープラストラクチャー）を用いたインプラント上部構造とその考察　中原達郎（千葉県開業）　72

文献：Joda T, Katsoulis J, Brägger U. Clinical Fitting and Adjustment Time for Implant-Supported Crowns Comparing Digital and Conventional Workflows. Clin Implant Dent Relat Res 2016;18(5):946-954.

症例の概要

初診は2015年12月。主訴は上顎左側のブリッジの脱離であった。保存不可と判断し、2016年1月5 7の支台歯を抜歯し、即時義歯へと移行した。

2016年3月に抜歯窩の治癒を待ち、インプラントの埋入を行った（Straumann 社のティッシュレベルインプラント SLActive® RN φ4.1×8 mm、WN φ4.8×8 mm）。免荷期間を2ヵ月とし、2016年5月に上部構造のための印象採得を行い、2016年6月に上部構造を装着し、治療完了となった。

処置内容とその根拠

ISUS（現在は ATLANTIS™ スープラストラクチャーに名称変更）を用いた削り出しのフレームワークによる上部構造は、鋳造誤差を考えることがなくセットすることができストレスが少ない。費用も従来法と比べて金属代が安く済むため、同程度かやや安いといえる。納入までに時間を要するという欠点があるが、ロウ着箇所のない剛性と適合精度の良さはそれを上回る十分なメリットになる。本症例のように強い咬合力を持つ患者には適した選択だと考えている。

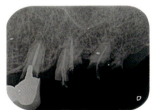
図1　抜歯前、左側上顎臼歯のブリッジ脱離で来院。

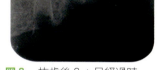
図2　抜歯後2ヵ月経過時。

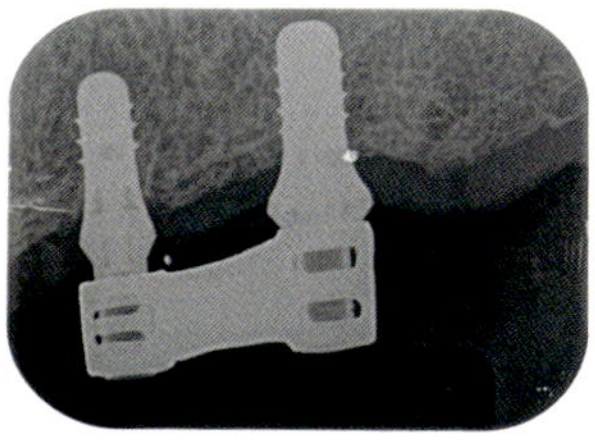

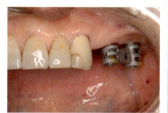
図3　埋入位置が模型と口腔内とでズレがないか確認。

図4　同口腔内写真。

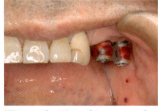
図5　ガイドをパターンレジンで固定し、口腔内の位置を模型にトランスファーする。

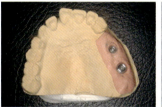
図6　模型上インプラント埋入位置咬合面観。

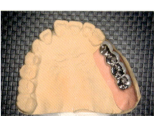
図7　模型上咬合面観。

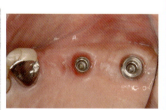
図8　咬合面観。

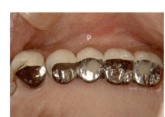
図9　咬合面観。咬合力が強いので、咬合面はメタル仕上げとする。

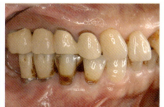
図10　上部構造完成時右側側方面観。

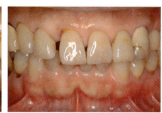
図11　同正面観。

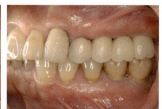
図12　同左側側方面観。

1. Membrane
2. Digital Dentistry
3. Orthodontic Implant
4. Maxillary Sinus Floor Elevation
5. Implant Overdenture
6. Implant Esthetic
7. Immediate Implant Placement
8. Implant Soft Tissue Management
9. Management of Complications in Implant Dentistry
10. Implant Occlusion

73 顎位の診査にゴシックアーチトレーサーを用いた症例

中原幹雄（愛知県開業）

Saito Y. The Statistic Analysis of Gothic Arch Records with Tapping Point when Taking the Maxillomandibular Registration for the Complete Denture : The Relation of the Tracing Between the Quantitative Evaluation and the Morphological Evaluation by the Gothic Arch Score. Journal of the Academy of Gnathology and Occlusion 2009;29(4):252-265.

症例の概要

患者は73歳、男性。奥歯をつくりたいとの主訴で来院。上下顎には片側遊離端の可撤性義歯を装着していた。全顎的に中等度歯周炎を認め、6には深い歯周ポケットの形成と、動揺度2を認めた。また臼歯部のバーティカルストップの欠如により、上顎前歯部ブリッジの咬合性によると考えられるわずかな動揺もみられた。

処置内容とその根拠

全顎的に中等度の歯周炎がみられたため、保存不可能な6の抜歯を行い、歯周基本治療を行った。歯周組織の安定を確認したのちにインプラント埋入を行った。十分な免荷期間を経たのち、プロビジョナルレストレーションへ移行し、ゴシックアーチトレーサーを用い、治療咬合位を決めていった。ゴシックアーチトレーサーを利用することにより、治療における適切な顎位の採得だけにとどまらず、習慣性の顎運動を知ることや顎関節の器質的変化を知る一手段になるのではないかと示唆された。

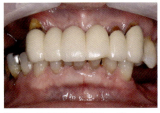
図1　初診時正面観。バーティカルストップの欠如により咬合高径の低下が疑われる。

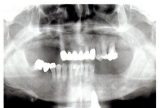
図2　同パノラマX線写真。歯根膜の拡大、歯槽骨の吸収がみられる。

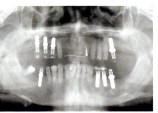
図3　埋入後パノラマX線写真。歯根膜の拡大の緩和がみられる。

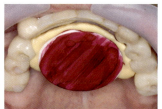
図4　描記板設置時上顎咬合面観。

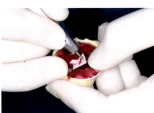
図5　アペックスの位置のマーキング。アペックスを中心位と捉え咬合採得を行う。

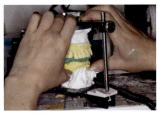
図6　アペックスで採得した中心位にてマウントを行い、咬合器上で咬合診査を行う。

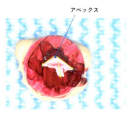
図7　ゴシックアーチの診査。習慣性咀嚼側が左側であることが疑われた。

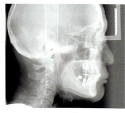
図8　セファログラムにより咬合高径、歯軸傾斜角、軟組織の評価を行い、最終補綴装置に反映させた。

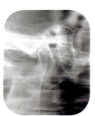
図9　TMJ X線写真。関節頭の位置は問題ないと判断し、最終補綴装置へ移行した。

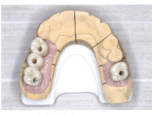
図10　上部構造はスクリューリテインとした。

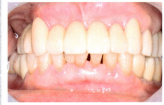
図11　最終補綴装置装着後正面観。バーティカルストップの確立がなされ、咬合高径の低下が是正された。

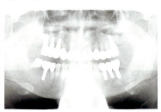
図12　同パノラマX線写真。天然歯、インプラント周囲の歯槽骨レベルの安定が確認できる。

1. Membrane
2. Digital Dentistry
3. Orthodontic Implant
4. Maxillary Sinus Floor Elevation
5. Implant Overdenture
6. Implant Esthetic
7. Immediate Implant Placement
8. Implant Soft Tissue Management
9. Management of Complications in Implant Dentistry
10. **Implant Occlusion**

74 上顎中間欠損と下顎大臼歯部欠損にインプラント治療を行った2症例

西原秀幸（群馬県開業）

文献：Guljé F, Abrahamsson I, Chen S, Stanford C, Zadeh H, Palmer R. Implants of 6 mm vs. 11 mm lengths in the posterior maxilla and mandible: a 1-year multicenter randomized controlled trial. Clin Oral Implants Res 2013;24(12):1325-1331.

症例の概要

症例1（図1〜図6）：患者は46歳、女性。6 5 相当部位の上顎洞底までの距離が短いため、ソケットリフトなどの骨造成が適応であったが、患者は上顎洞に対する処置は希望されなかった。そのため、ショートインプラントを用いて機能回復を行うこととした。

症例2（図7〜図12）：患者は71歳、女性。X線において下顎管がきわめて不明瞭であり、6 7 の骨頂部から下顎管までの余裕がないため、安全域を考慮しショートインプラントにて対応した。

処置内容とその根拠

ショートインプラントは顎堤の高径に制限がある症例において、骨造成を併用して長径のインプラントを用いる処置と比較して有効であることがさまざまな文献から証明されている。そこで今回、十分な顎堤の高径がない上顎中間欠損と下顎大臼歯部欠損に対して骨造成を行わず、長さ6mmのショートインプラントで対応した。経過は良好である。今後インプラント周囲炎等のリスク回避のため、注意深く経過観察していく必要がある。

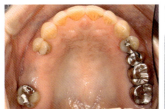
図1 術前上顎咬合面観。クレンチングが強く、4 の機能咬頭は破折している。

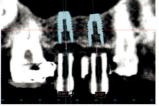
図2 SIMPLANT®による長さ8mmでのインプラント埋入シミュレーション。

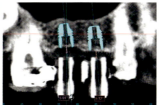
図3 骨造成の同意が得られなかったため、長さ6mmのインプラントを用いることにした。

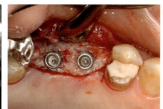
図4 埋入時。辺縁骨吸収抑制のため、プラットフォームスイッチングタイプを採用。

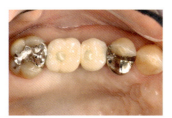
図5 上部構造装着後1年経過時咬合面観。上部構造はスクリュー固定で連結。

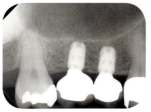
図6 同デンタルX線写真。辺縁骨に吸収もなく、骨梁構造も明瞭で経過も良好である。

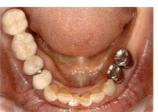
図7 術前下顎咬合面観。口腔清掃状態は良好で、ペリオの問題はない。

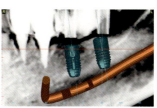
図8 X線において長さ8mmのインプラントでは、下顎管まで2mm以上の余裕がもてない。

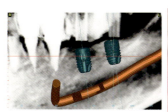
図9 下顎管までの安全域を設ける意味で、長さ6mmのインプラントを用いることにした。

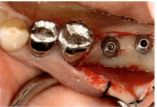
図10 埋入時。確実なインテグレーションを獲得するため、2回法を選択した。

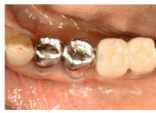
図11 上部構造装着後1年経過時咬合面観。上部構造はスクリュー固定で連結。

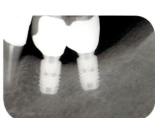
図12 同デンタルX線写真。インプラント周囲骨は安定している。

1. Membrane
2. Digital Dentistry
3. Orthodontic Implant
4. Maxillary Sinus Floor Elevation
5. Implant Overdenture
6. Implant Esthetic
7. Immediate Implant Placement
8. Implant Soft Tissue Management
9. Management of Complications in Implant Dentistry
10. Implant Occlusion

75 下顎大臼歯欠損部にショートインプラントを用いた症例

藤本俊輝（千葉県勤務）

文献：Zadeh H, Palmer P, Wennström J, et al. Comparison of OsseoSpeed™ 4.0 S 6mm-long with 11-mm long implants. Paper presented at : Academy of Osseointegration, 2010; March 4-6, Orlando, Florida.

症例の概要

患者は42歳、女性。「6を他院で抜歯後、「67補綴治療を希望して来院。既往歴に特記事項なし。固定性の治療を希望された。インプラント治療の術前CT診査を行ったが、垂直的な骨吸収が大きく、下顎管までの距離は8mm程度であった。通法どおり局所麻酔下にて埋入窩を形成し、φ4.0×6.0mmのインプラントを埋入した。4ヵ月の免荷期間の後に二次手術を行い、歯肉の回復を図って最終補綴装置を装着した。

処置内容とその根拠

下顎臼歯部へのインプラント埋入は下顎管の走行位置により制限されることが多く、骨造成が必要となるが、患者の全身状態や要望等で不可能な場合もある。一方、ショートインプラントの表面性状が向上し、標準的な長さの物と比較しても同等の良好な結果が得られている。

今回、6mmのインプラントを2本埋入し、フルジルコニアの連結冠でスクリュー固定としたが、周囲の角化歯肉も充分あり、予知性は高いと考える。

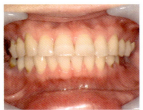
図1 初診時正面観。咬合状態に問題なく、プラークコントロールも良好。

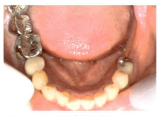
図2 同下顎咬合面観。

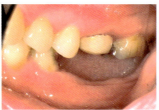
図3 同左側側方面観。「67に欠損を認める。

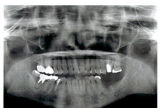
図4 同パノラマX線写真。「6は抜歯後4ヵ月で歯槽骨に透過像あり。

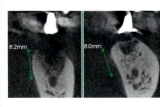
図5 術前CT診査（左：「6、右：「7）ともに下顎管まで垂直的な距離は8mmほどまで吸収している。

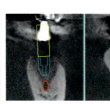
図6 術前CTシミュレーション。下顎管までの距離を考慮した計画を立案。

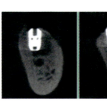
図7 術後CT診査。術前シミュレーションどおりに下顎管まで2mmの余裕を設けて埋入がなされている。

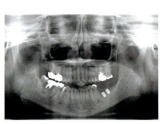
図8 術後パノラマX線写真。少し近心傾斜しているが、歯槽骨内に埋入されている。

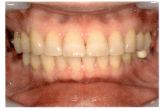
図9 補綴装置装着後正面観。補綴後も咬合は変化させていない。

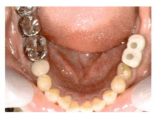
図10 同下顎咬合面観。補綴はジルコニア連結冠のスクリュー固定とした。

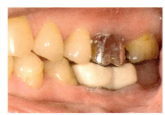
図11 同左側側方面観。咬合の調和を図った補綴装置を装着。

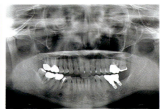
図12 パノラマX線写真。現在のところインプラント周囲炎等の異常所見は認めない。

下顎右側臼歯部にインプラント治療を行った症例

松村正啓（京都府勤務）

76

文献：Linkevicius T, Apse P, Grybauskas S, Puisys A. The influence of soft tissue thickness on crestal bone changes around implants: a 1-year prospective controlled clinical trial. Int J Oral Maxillofac Implants 2009;24(4):712-719.

症例の概要

　初診は2015年8月。患者は59歳、男性。左下の親知らずが噛むと痛いために来院。|8は対合歯がないため挺出し咬合性外傷を起こしていた。|6は20年ほど前にう蝕のため抜歯を行い、その後放置していたとのこと。|6の欠損のため、左咀嚼が主になっており左側に多くの楔状欠損を認めた。顔貌は咬筋が発達し、咬合力が大きいと推測されたが、セファロ側貌写真より骨格的には咬合力は大きくなく、クレンチングによる強筋型と考察した。

処置内容とその根拠

　両側咀嚼の必要性を説明し、|6のインプラント治療を希望された。|8の抜歯および|6の挺出歯の咬合調整を行い、|6にStraumann社のインプラント（φ4.1×10mm BL、SLActive®）を埋入した。プロビジョナルレストレーションにて咬合の安定を確認し、最終補綴に移行した。補綴装置と残存歯の長期安定には、患者それぞれの咬合力のリスクを考えることも大事である。

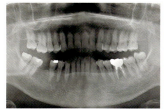
図1　初診時パノラマX線写真。

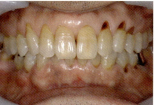
図2　術前正面観。左側に楔状欠損を多く認める。

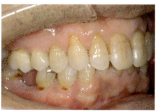
図3　同右側側方面観。|7近心傾斜|6との挺出を認めた。

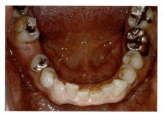
図4　同下顎咬合面観。|6の角化歯肉に問題はなかった。

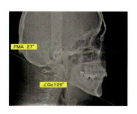
図5　セファロ側貌写真。骨格的には咬合力は大きくない。

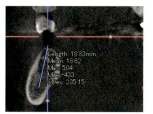
図6　術前CT画像。反対側同名歯の歯根長を参考にした。下顎管までの距離も問題なかった。

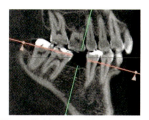
図7　術前CT画像。

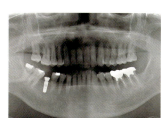
図8　術後パノラマX線写真。埋入方向、深度に問題はない。

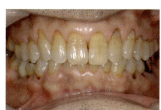
図9　同正面観。

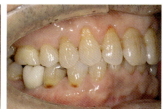
図10　同右側側方面観。歯頸部の連続性は確保できた。

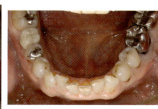
図11　同下顎咬合面観。|7は近心傾斜していたが、大臼歯形態は作ることができた。

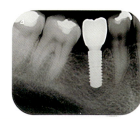
図12　術後6ヵ月経過時デンタルX線写真。骨吸収は認めない。

77 外傷により欠損した下顎中切歯部にインプラント治療を行った症例

三堀陽介（神奈川県開業）

文献：Cawood JI, Howell RA. A classification of the edentulous jaws. Int J Oral Maxillofac Surg 1988;17(4):232-236.

症例の概要

下顎前歯部は喪失することの非常に少ない部位である。また同部位における欠損補綴は、歯の形態や欠損領域が矮小かつ狭小であることが多く、軟組織や骨のボリューム自体も元来少ない。審美機能にすぐれたインプラント治療を成功させるためには、CTGやGBRを併用し修復治療を行うことが望ましいが、本症例において周囲歯の経過予測や、垂直的に大きな組織の再生を困難と考え、既存骨の範囲と軟組織の量でインプラント治療を行うこととした。

処置内容とその根拠

欠損部顎堤は垂直的な骨欠損が大きく、周囲歯も外傷によるダメージを受けていることから、予後の予測が困難であった。欠損部顎堤のみのインプラント補綴を計画し、今後の補綴設計の変更もふまえてサブストラクチャーを一時的なゴールとした。クラウンのマージンを縁上に設定しておくことで、早期に|2|の喪失などが起こった際に、補綴設計の変更などに適応すると考えられる。

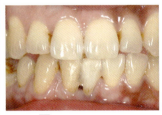 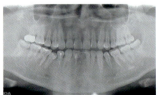 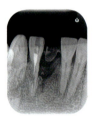 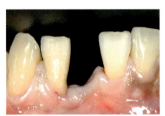

図1　|1|は18年前バイク事故により脱落、整復後固定を行い現在に至る。
図2　初診時パノラマX線写真。|432|歯根部に外部吸収を認める。
図3　固定除去、残根部抜歯後デンタルX線写真。欠損部遠心に裂開を予測。
図4　欠損部は垂直的に大きく骨欠損が見受けられる。

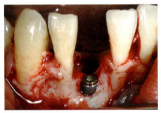 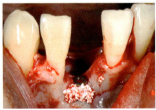 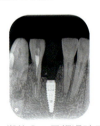 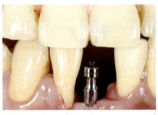

図5　Straumann Roxolid® BLTインプラント φ3.3×10mmを埋入。
図6　裂開部にBotiss社 cerabone® を填入し、6ヵ月後にジルコニアカスタムアバットメント製作に移行した。
図7　術後6ヵ月経過時デンタルX線写真。
図8　インプレッションコーピング装着時。

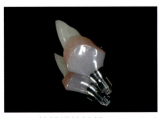 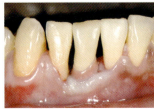 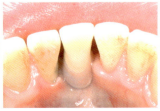 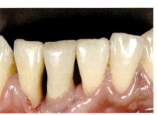

図9　軟組織接触部にはステインを避け、歯肉付きカスタムアバットメントを製作。
図10　装着直後正面観。二次手術時、裂開部へロール法にて歯槽頂部の結合組織を温存。
図11　舌側部のカントゥアが強すぎたため、後に調整を行った。
図12　装着後6ヵ月経過時。クラウン部分はプロビジョナルレストレーションとしている。

下顎右側臼歯部にインプラント治療を行った症例

宮内貴弘（東京都勤務）

78

文献：Brägger U, Karoussis I, Persson R, Pjetursson B, Salvi G, Lang N. Technical and biological complications/failures with single crowns and fixed partial dentures on implants: a 10-year prospective cohort study. Clin Oral Implants Res 2005;16(3):326-334.

症例の概要

患者は70歳、女性。主訴は右下の義歯が合わないとのこと。既往歴は特記事項なし。現病歴は 7 6 5 欠損部に 8 4 を鉤歯とした部分床義歯を3年ほど前より使用中であるが、以前より違和感および不快感を感じていた。インプラント治療について説明をしたところ、希望したため、右下欠損部への計画をした。埋入予定部位の対合歯が挺出していたため、インプラント治療に先立ちスペースメイキングのため対合歯の歯冠長の補正を行った。

処置内容とその根拠

歯周基本治療後、診断用ステントを製作し、CT撮影を行った。CT撮影の結果、5 に φ3.5×9.0mm、6 および 7 には φ4.0×9.0mm のインプラント（松風バイオフィックス社）を埋入した。埋入時、5 の頬側に骨欠損が認められたため、Bio-Oss® による骨造成を行った。4ヵ月の免荷期間後、二次手術を行い、プロビジョナルレストレーションを装着した。咬合および軟組織の状態を慎重に確認し、最終補綴へと移行した。

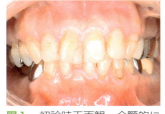
図1 初診時正面観。全顎的に清掃状態は良好。

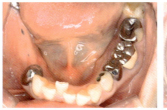
図2 7 6 5 欠損部には 8 4 を鉤歯とした部分床義歯を使用中。

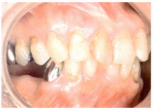
図3 7 6 が挺出しており、インプラントを行う上でスペースが十分でない。

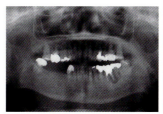
図4 初診時パノラマX線写真。

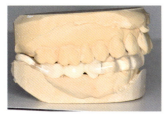
図5 研究用模型上で診査を行い、診断用ステントの作製を行った。

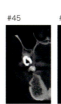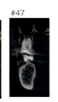
図6 CT撮影。5 に φ3.5×9.0 mm、7 6 に φ4.0×9.0 mm のインプラント埋入を計画した。

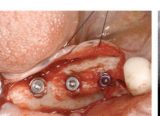
図7 一次手術。5 の頬側は骨量が不足していたので、Bio-Oss® を填塞した。

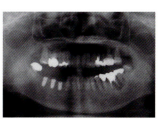
図8 一次手術終了直後パノラマX線写真。埋入間隔および埋入深度は問題ない。

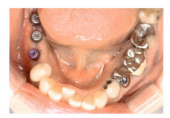
図9 4ヵ月の免荷期間後、二次手術を行い、ヒーリングアバットメントを装着した。

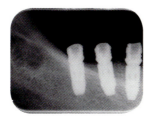
図10 プロビジョナルレストレーション装着時デンタルX線写真。

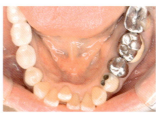
図11 最終補綴装置装着時下顎咬合面観。

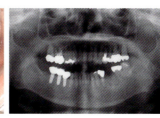
図12 埋入後1年経過時パノラマX線写真。経過は良好。

1. Membrane
2. Digital Dentistry
3. Orthodontic Implant
4. Maxillary Sinus Floor Elevation
5. Implant Overdenture
6. Implant Esthetic
7. Immediate Implant Placement
8. Implant Soft Tissue Management
9. Management of Complications in Implant Dentistry
10. Implant Occlusion

79 下顎第一大臼歯に抜歯後即時インプラント埋入を行った症例

宮尾昌祥（神奈川県開業）

文献：Chen ST, Wilson TG Jr, Hämmerle CH. Immediate or early placement of implants following tooth extraction: review of biologic basis, clinical procedures, and outcomes. Int J Oral Maxillofac Implants 2004;19 Suppl:12-25.

症例の概要

患者は45歳、女性。他院にて治療中の右下奥歯の違和感を主訴に来院した。6は根分岐部における歯周ポケットが9mmにおよび、X線上で近心根に穿孔が疑われたため、当院では保存困難と判断し専門医の受診を勧めた。しかし、他院での治療期間が半年以上に及んだため、患者は歯の保存を希望せず、抜歯およびインプラント治療を希望した。CBCTにて抜歯と同時に病変の完全掻爬が可能と判断し、抜歯即時インプラント埋入を計画した。

処置内容とその根拠

フラップレスにて抜歯を行った後、Spline Twist™インプラント（φ5.0×10mm）を埋入した。抜歯窩とインプラントのギャップにはβ-TCP（CERASORB®）を填入した。埋入位置は垂直的には歯肉縁下4mmとし、水平的には舌側寄りとした。

約3ヵ月の免荷期間終了後、プロビジョナルレストレーションを新製し、エマージェンスプロファイルの調整を行った。審美的・機能的に問題ないことを確認した後で、スクリュー固定式のジルコニアセラミッククラウンをCAD/CAMにて作製した。

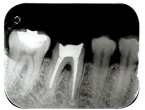
図1　初診時デンタルX線写真。近心根に穿孔が疑われる。

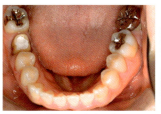
図2　術前下顎咬合面観。

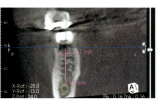
図3　同CT画像。病的な骨吸収は認めず、抜歯即時埋入の適応と判断した。

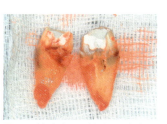
図4　抜去歯。近心根に穿孔を認める。

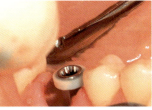
図5　垂直的には生物学的幅径を考慮し、歯肉縁下4mmにインプラントを埋入した。

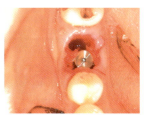
図6　水平的には抜歯後の頬側骨吸収を考慮し、舌側寄りにインプラントを埋入した。

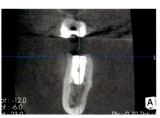
図7　術後CT画像。既存骨内にインプラントが埋入されている。

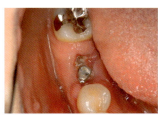
図8　術後2週経過時口腔内写真。感染は認めない。

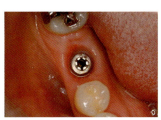
図9　プロビジョナルレストレーションにてエマージェンスプロファイルの調整を行った。

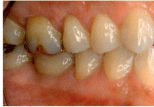
図10　最終補綴装置装着後右側側方面観。

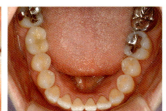
図11　同下顎咬合面観。

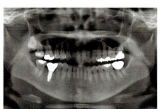
図12　術後3年経過時パノラマX線写真。異常所見は認めない。

ブラキシズムを考慮して下顎臼歯部にインプラント治療を行った症例

山本聖子（群馬県勤務）

80

文献：Lobbezoo F, Brouwers JE, Cune MS, Naeije M. Dental implants in patients with bruxing habits. J Oral Rehabil 2006;33(2):152-159.

症例の概要

患者は62歳、女性。5〜6年前、抜歯後に義歯を作製したが痛くて使用できなかったため、インプラント治療を希望し当院に来院された。口腔内には、ブラキシズムの存在を示唆する所見が多く認められた。

保存不可の8̄を抜歯後に、インプラント治療を行った。その際、ブラキシズムを考慮して顎運動のシミュレーションを慎重に行い、埋入位置を決定した。また、補綴装置の形態も上部構造の中心にアクセスホールが来るように設計し、側方力がなるべくかからないようにしてoverloadを回避するよう考慮した。

処置内容とその根拠

ブラキシズム患者に対する治療のガイドラインを参考に、インプラントは、骨とインプラントの接する面積が大きくなるよう、可能な限り太い径（直径5.0mm）で長めのものを3本埋入し、咬合力の分散を図った。3ヵ月の免荷期間を設けた後、咬合時の側方力を最小限にするような形態を付与した上部構造を装着した。ナイトガードを製作し、3ヵ月ごとのメインテナンスを行っている。

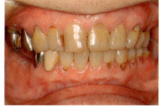
図1　初診時正面観。楔状欠損が多く認められる。

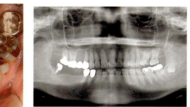
図2　同下顎咬合面観。咬耗が多く認められる。

図3　同パノラマX線写真。8̄は後に抜去している。

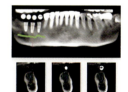
図4　ノーベルクリニシャンによるCT画像の分析。

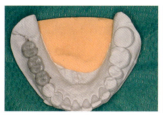
図5　術前ワックスアップ。上部構造を小さめに設計してtop down treatmentを考慮した。

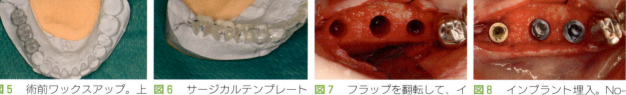

図6　サージカルテンプレート製作。設計した位置への正確なインプラント埋入を可能とした。

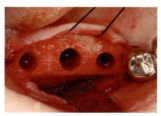
図7　フラップを翻転して、インプラント埋入窩を形成。

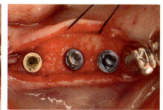
図8　インプラント埋入。Nobel Replace Groovy。手前から直径5.0mm、5.0mm、4.3mm。

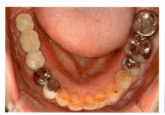
図9　上部構造は咬合面と咬頭を縮小し、咬頭展開角を大きくした。

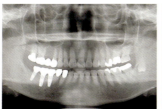
図10　メインテナンス時のパノラマX線写真。インプラント周囲の顎骨は安定している。

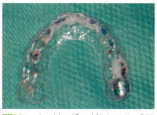
図11　ナイトガードはフルバランスで咬合させている。

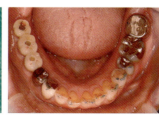
図12　メインテナンスでは、過度の側方力がかからないように咬合の確認を行っている。

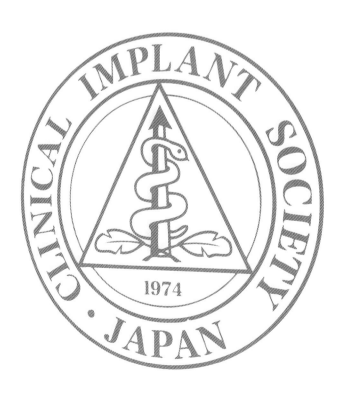

あとがき

2017年7月16日、17日の両日にわたり、日本インプラント臨床研究会全員発表研修会が開催されました。例年どおり、出席者全員による発表、質疑、シンポジウムと会員が一丸となる熱い2日間が開催され、それらを基に、「インパクトの高いインプラント100論文&80症例 ―世界の最新64種類メンブレン情報付き―」を発刊いたしました。

症例とそれに基づくエビデンスが掲載された論文をメンブレン、デジタルデンティストリー、矯正用インプラント、上顎洞底挙上術、インプラントオーバーデンチャー、インプラント審美、抜歯後即時インプラント埋入、軟組織マネージメント、インプラント合併症、インプラント咬合の10項目キーワードに絞り、それぞれのキーワードにおいて、10論文の掲載と、さらに注目の3論文の抄録翻訳を掲載しました。合計で100論文の掲載は、「論文&症例」シリーズにおいて最多であり、特に臨床に役立つ論文を厳選いたしました。

また、今回の巻頭特別企画といたしまして、「世界の最新64種類メンブレン情報」をまとめております。口腔インプラントを取り巻くマテリアルや器材などは、日々進化を遂げております。特にメンブレンは、骨造成、GBRの普及により世界中で各メーカーからさまざまなものが発売されていますが、それら最新のメンブレン64種類をまとめた論文が掲載されている書籍は、目にしたことがないと思います。

症例からも、論文からも、キーワードからも検索することができるため、非常に使いやすく、エビデンスを追求した口腔インプラント学の臨床において、参考となる一冊であると思っております。

この書籍が読者皆様にとって、臨床におけるレベルアップの一助となり、インプラント治療の際、必ず手にとっていただける一冊になることを願っております。

今回の発刊、ならびに日本インプラント臨床研究会全員発表研修会に多大なるご協力いただきましたクインテッセンス出版に感謝するとともに、会員一同、これからも口腔インプラント学に日々精進していきたいと思っております。

2018年6月吉日

公益社団法人日本口腔インプラント学会 指定研修施設
一般社団法人日本インプラント臨床研究会 専務理事
笹谷和伸

クインテッセンス出版の書籍・雑誌は、歯学書専用通販サイト『**歯学書.COM**』にてご購入いただけます。

PCからのアクセスは…
歯学書 検索

携帯電話からのアクセスは…
QRコードからモバイルサイトへ

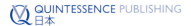

インパクトの高いインプラント100論文＆80症例
世界の最新64種類メンブレン情報付き

2018年7月10日　第1版第1刷発行

編　　集	一般社団法人日本インプラント臨床研究会

発　行　人　　北峯康充

発　行　所　　クインテッセンス出版株式会社
　　　　　　　東京都文京区本郷3丁目2番6号　〒113-0033
　　　　　　　クイントハウスビル　電話(03)5842-2270(代表)
　　　　　　　　　　　　　　　　　(03)5842-2272(営業部)
　　　　　　　　　　　　　　　　　(03)5842-2276(編集部)
　　　　　　　web page address　http://www.quint-j.co.jp/

印刷・製本　　株式会社創英

Ⓒ2018　クインテッセンス出版株式会社　　　　禁無断転載・複写
Printed in Japan　　　　　　　　　　　　　　落丁本・乱丁本はお取り替えします
ISBN978-4-7812-0631-8　C3047　　　　　　　　定価はカバーに表示してあります